緒方俊雄

慢性うつ病は必ず治る

幻冬舎新書
190

慢性うつ病は必ず治る／目次

第1章 「心の風邪」と呼ばないで

患者数はここ10年で2倍以上

この10年ほど、テレビ、雑誌、新聞などで、うつ病がよく取り上げられています。問題になるほど増えているためだと思いますが、これらの番組、特集、記事のおかげで、日本人のうつ病への理解もずいぶんと深まりました。

以前は、うつ病というと、なるべく人には隠して、病院にも行きにくい病気と考えられていました。しかし、今では誰でもなる可能性のある「心の風邪」と考えられています。他の人に隠す必要もなくなってきましたし、お医者さんにも行きやすくなりました。うつ病は日本において、市民権を得たと言えるでしょう。

5割は再発、1割強は慢性化

治療においても、最近はよい抗うつ薬が開発され、うつ病は薬を飲んで、安静にしていれば治る病気と考えられるようになりました。これですべてが解決すればこの本は必要ないのですが、残念ながらそう簡単にはいきません。

いったんよくなっても、またストレスがかかると、50%くらいの人が再発し、再発を繰り返しているうちにその30%くらい、すなわち全体の1割強の人が慢性化します。そうなると薬を飲んで安静にしても、なかなかよくなりません。慢性化したうつ病をどう治したらよいのかを一緒に考えていくことがこの本の目的です。

教職員の休職の大半は精神疾患

国内のうつ病の患者数は1999年から2008年までの9年間で、44・1万人から104・1万人へと、2・4倍にも増えています。それに伴って、どの企業においても、精神疾患で休職する人が増加しました。

教職員の病気休職者数の推移では、1990年から2008年の18年間で、精神疾患による休職者数は何と1017人から5400人と、5・3倍にも増加しています。全休職者数に占める割合で見ると、1990年には28％だったのが、2008年には63％にも上っています。教職員の休職と言うと、精神疾患による休職の方がメインになったのです。

この傾向は一般の企業においても同様です。うつ病が原因で休職、退職した人は年間80万～120万人にもなると言われています。もはやうつ病を治すことは、患者や家族ばかりでなく、会社と社会にとっても大きな問題となっています。

会社側のコストもばかにならない

休職者が発生したために、会社が払わなければならないコストはばかになりません。30歳、勤続5年、扶養者2名の人で考えてみます。大まかな計算ですが、休職中の給与15万円（基本給の50％）、社会保険料5・5万円、代替の派遣社員の増加コスト22万円、上司対応コスト5万円（@5000円×10時間）です。合計すると1カ月で47・5万円にもなります。1年間では何と570万円です。

これだけではなく、バックアップメンバーの残業代、製品出荷遅延・営業活動力低下などの機会損失、社内調整・手続き・外部連携などの人事の対応コストもあります。また、金額では換算しにくいのですが、他の従業員のモチベーション低下や、業務量の増加による業務効率の低下も起こります。

自殺者の6〜7割はうつ病

国内の自殺者が12年連続で3万人を超えたことも、大きな社会問題となっています。65年から70年頃は自殺者数と交通事故の死者数が1万5000人前後で同じくらいでした。その後、交通事故の死者数は国がいろいろな施策を実施するにしたがって減少し、09年には4914人と3分の1まで減少しました。

これに対して、自殺者は98年に突然1万人近く増えて3万人を突破しました。以前の約2倍です。このため、国がいろいろな施策を実施していますが、少しも減る気配がありません。09年も3万2845人になっています。何と、毎日90人もの人が自らの命を絶っているのです。1人ずつ取り上げたら、とても新聞に書ききれないため、特別な人が自殺しない限り、話題にもなりません。

自殺死亡率は先進国では、ロシアについで第2位です。人口当たりでは、米国の約2倍、英国の約4倍にもなります。

自殺者の60〜70%は背景にうつ病があると言われています。自殺者の減少は、うつ病への対策なくしては実現しません。

落ち込みとうつ病はどこが違うか

症状が2週間以上続く

では、うつ病とはどのような病気なのか、簡単に説明しておきましょう。

うつ病は、男性38・6万人、女性65・5万人（08年）と男性よりも女性の方が多い病気です。男性では働き盛りの30代、40代に多いのですが、女性は60代、70代と年配の方が多くなってい

図1　落ち込みとうつ病の違い

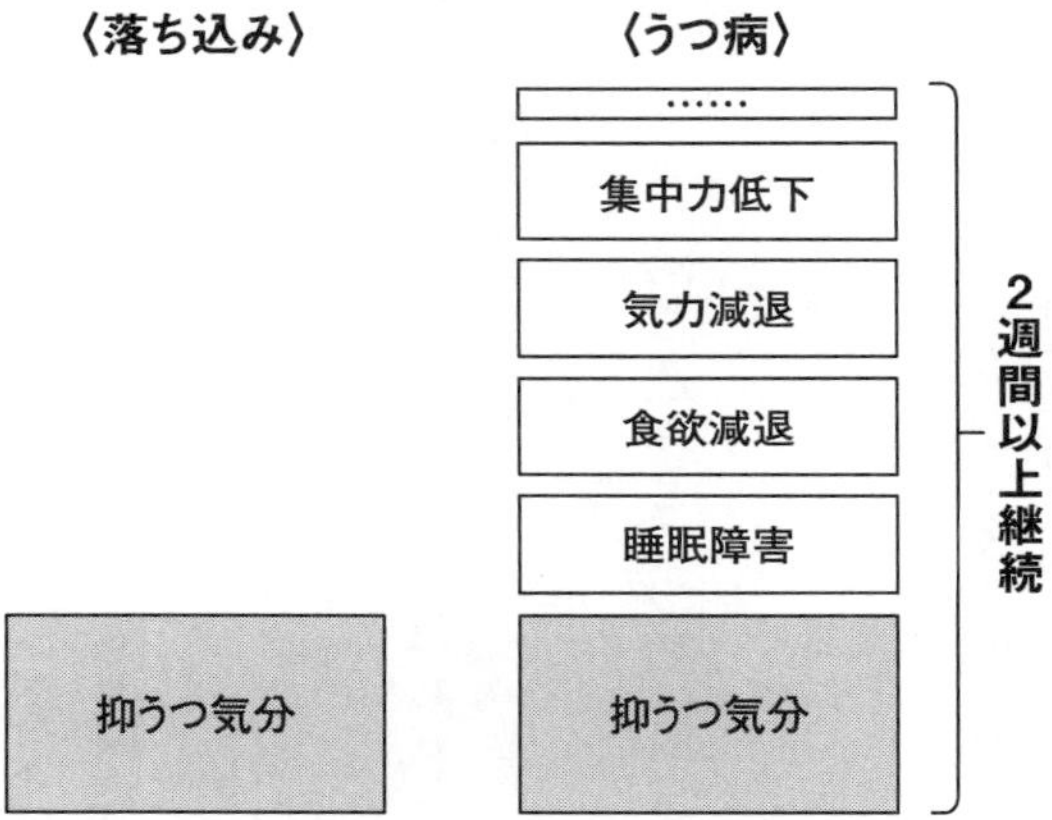

ます。

うつ病とは、気分が落ち込む病気です。ただどんな人でも、仕事で失敗したり、恋人に振られたりすれば気分が落ち込みます。普通の落ち込みとうつ病とはどう違うのでしょうか。

うつ病は、図1のように、ただ気分が落ち込むだけでなく、夜寝られなくなる、食欲がなくなる、気力が減退する、集中力が低下する、ということが起こってきます。そして、それが2週間以上続くと、うつ病と考えられます。普通の落ち込みですと、自然と時間とともに心が癒えて元気になってきますが、うつ病はきちんと治療しないとよくなりません。

誰でもなる可能性がある

うつ病は誰でもなる可能性がある病気です。一生のうちに、男性の5％から12％、女性の10％から25％はうつ病になると言われています。このため、最近はよく「心の風邪」と言われます。

しかし、うつ病になった人に、うつ病を「心の風邪」と言うと怒られます。うつ病は単なる「風邪」といったなまやさしい病気ではなく、本人にとっては、ものすごく辛い病気だからです。たとえるなら、「心の肺炎」か「心の結核」です。

怠けていると思われがちだが

うつ病は心の病気のため、外から見てもどれくらい悪いのかよく分かりません。うつ病になったことがない人は、うつ病の人が朝遅れてきたり、会社でも何もしないでじっとしていたりするため、怠けているのではないかと思ってしまいます。しかし、元気な人が仕事をしないでじっとしていれば怠けているのですが、うつ病の人がじっとしているのは、怠けているのではありません。病気のためにそうせざるをえなくて、じっとしているのです。

うつ病は、活動するエネルギーが少なくなってしまう病気です。うつ病が重くなると、ちょうど動物が冬眠するように、自分の部屋に引きこもります。少しよくなって活動を始めても、エネルギーが少ないので、じっとしていることが多いのです。

また、うつ病の人には「がんばれ」と言ってはいけないと言われます。うつ病の人は、もともとはがんばり屋が多く、少ないエネルギーで精一杯がんばっているからです。そのようなときに「がんばれ」と言われても、もはやがんばりようがなく、自分をダメだと思う気持ちが強くなってしまいます。

9割以上は半年以内に回復

うつ病の治療では、服薬と安静が基本です。また家族や周囲の人がうつ病のことを理解して、安心して休養できるように、支援することも重要です。

最近はよい抗うつ薬が開発されました。自分に合った薬を適量飲んで、安静にしていれば、95％くらいの人は3～6カ月でよくなります。

抗うつ薬は非常に有効ですが、いくつか注意しなければならない点があります。まず、2週間飲み続けないと効果が出ないことです。この時期は、抑うつ状態は改善されず、副作用だけが出ますが、辛くても飲み続けなければなりません。

次に、薬によっても異なりますが、吐き気、便秘、立ちくらみ、動悸などの副作用があります。いくらうつ病に効いても、副作用がひどければ飲むことができません。最初は、お医者さんの指示のもとに、うつ病に効いて、副作用に悩まないような薬を探すことになります。

図2 うつ病と躁うつ病

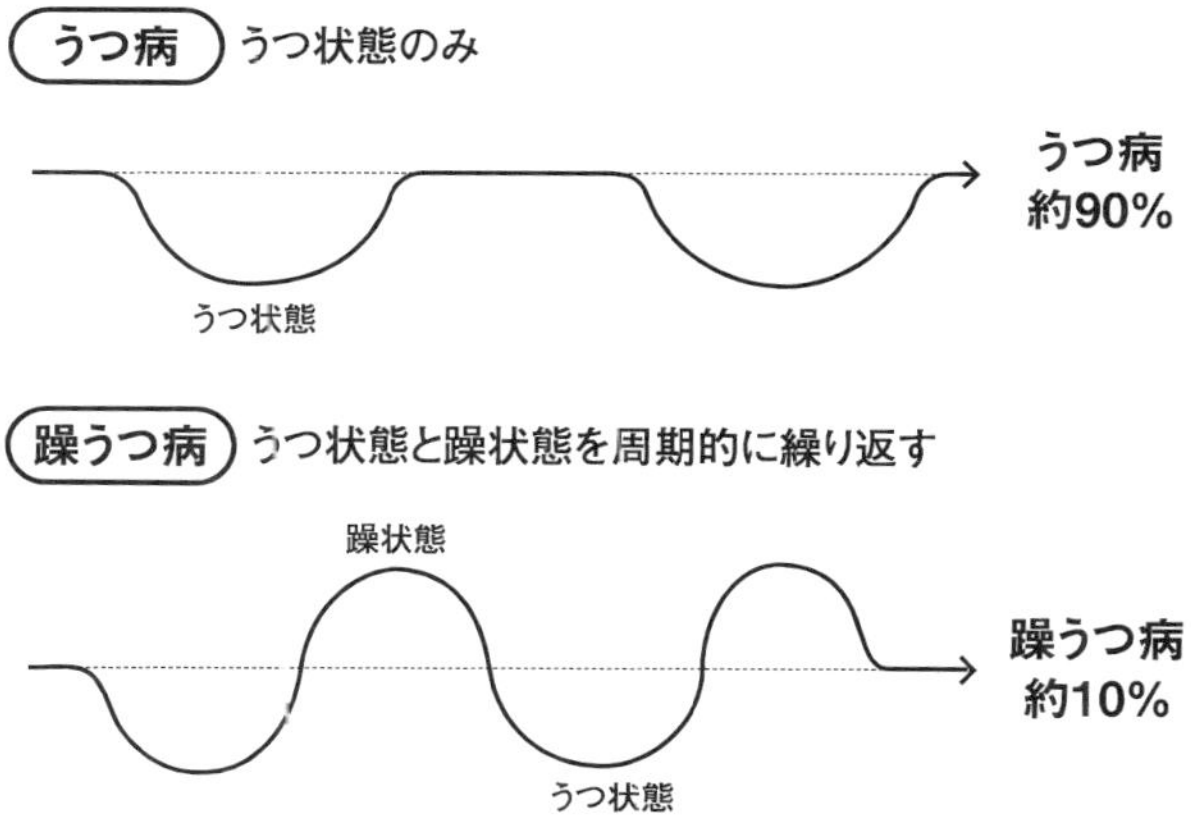

また、うつ病が治って元気になってからも、半年から1年間くらいは服薬を継続しなければなりません。うつ病が治って直ぐに薬を飲むのを止めるよりも、服薬を継続した方が再発する率が下がるためです。

代表的な9つの症状

うつ状態と躁状態

気分が落ち込んだ状態をうつ状態と言いますが、その反対で、気分が高揚した状態を躁状態と言います。図2のように、うつ状態だけが現れるのがうつ病で、うつ状態と躁状態を周期的に繰り返すのが、躁うつ病です。

躁うつ病では、うつ状態が6カ月続いたら、躁状態が4カ月続くといったように、周期的にうつ状態と躁状態が移り変わっていきます。

うつ病が90％くらいで、躁うつ病が10％くらいと、うつ病の方が圧倒的に多くなっています。

しかし、第3章で書きますが、うつ病でも、躁状態が現れることがあります。

DSM-Ⅳ-TRの診断基準

現在、うつ病の診断基準としては、アメリカ精神医学会が作成している『DSM-Ⅳ-TR精神疾患の診断・統計マニュアル　新訂版』が主に用いられています。DSM-Ⅳ-TRの分類によると、うつ病は気分障害に含まれます。気分障害は、気分が中心的な問題になっている障害の分類で、うつ症状だけの「うつ病性障害」と、躁症状も現れる「双極性障害」があります。

「うつ病性障害」は強いうつ症状の「大うつ病性障害」、うつ症状は軽いが2年以上続いている「気分変調性障害」、軽いうつ症状の「小うつ病性障害」に分けられます。通常うつ病と言われる場合は大体「大うつ病性障害」に当たります。

頭痛、肩こりが出る場合も

うつ病では、主に9つの症状が現れます。

1．抑うつ気分

うつ病だから当たり前なのですが、うつ病になると、気持ちが落ち込み、憂うつで悲しい気分にとらわれます。

2. 興味や喜びの喪失

うつ病の人は、テレビでお笑い番組を見ても何も面白いと感じないと言われます。うつ病がひどいときは、見る気にもなりません。テレビを見て、笑えるようになるのは、うつ病が治っていく指標の1つです。

また、長期間うつ病だった人がよくなってくると、「花を見て、こんなに美しかったのかと感動する」と言われます。感情だけでなく、視覚、臭覚などの感覚も戻ってくるのです。

3. 食欲の減退

うつ病になると、多くの人は食欲がなくなります。ひどくなると、「何を食べても、砂を嚙んでいるようで味がしない」と言われます。多くの人はやせるのですが、逆に、夜寝られなくて食べたりして、太る人もいます。

4. 睡眠障害

うつ病の人の睡眠障害は、疲れていて寝たくてしょうがないのに、頭がさえて寝られないという障害です。寝ようとしてもなかなか寝つけない、嫌な夢を見て眠りが浅くなる、夜中に目が覚めて寝つけない、朝早く目が覚めてしまって寝られないなどの症状が起こります。

5．運動機能の減退・強い焦燥感

身体の動きが遅くなり、口数も少なくなります。

また、自分の思うようにいかないので、イライラしたり、落ち着きなく身体を動かすこともあります。

6．疲れやすさ・気力の減退

体がだるく、疲れやすくなります。体の疲れですと、土日ゆっくり休むと元気になるのですが、うつ病の疲れは、頭の疲れなので、体を休めてもなかなか疲れがとれません。

うつ病では土日に1日中嫌なことを考えて逆に疲れてしまい、月曜日に休むことがよくあります。「仕事するのが辛い」→「休みたい」→「休むと仕事がたまる」→「がんばるしかない」→「でもがんばれない」→「仕事するのが辛い」→……のように、考えが出口のないループとなって、いつまでも頭を駆け巡ることになるのです。

7．強い自責感

2人の間に問題が起きたときに、「お前が悪いんだ」と人を責める人は、言われた相手の心が病むことはあっても、本人の心は病みません。ところが、うつ病になる人はまじめで優しい人が多く、何かあると、「あのとき、私ががんばっていれば」と自分を責めます。うつ病になると、それがさらにひどくなり、ほとんど根拠なく自分を責めます。

また、過去の些細なことを思い出してくよくよと悩みます。

8．集中力や決断力の低下

注意が散漫になって、集中力が低下します。仕事でも、ミスが多発します。

また、決断力が低下して、何も決められなくなります。何か決めなければならないときも、直前まで決められず、直前になって鉛筆を倒すようにして決めてしまいます。人に迫られて決断しても、そのことを後からくよくよ悩み続けます。

このため、うつ病の間は、退職や離婚など人生の大事な決断はしない方がよいのです。

9．死への思い

うつ病になった人の多くが生きるのが辛くて死にたいと考えるようになります。それがひどくなると、死に対する考えが頭から離れなくなります。実際に、睡眠薬をためたり、ロープを買ったりと、自殺の準備をすることもあります。自殺への対応については、第4章の「慢性うつ病」のカウンセリングで説明します。

DSM-Ⅳ-TRの大うつ病の診断基準では、以上の9つの症状のうち5つまたはそれ以上（そのうちの少なくとも1つは「1．抑うつ気分」か「2．興味や喜びの喪失」）が同じ2週間の間に存在していることとなっています。

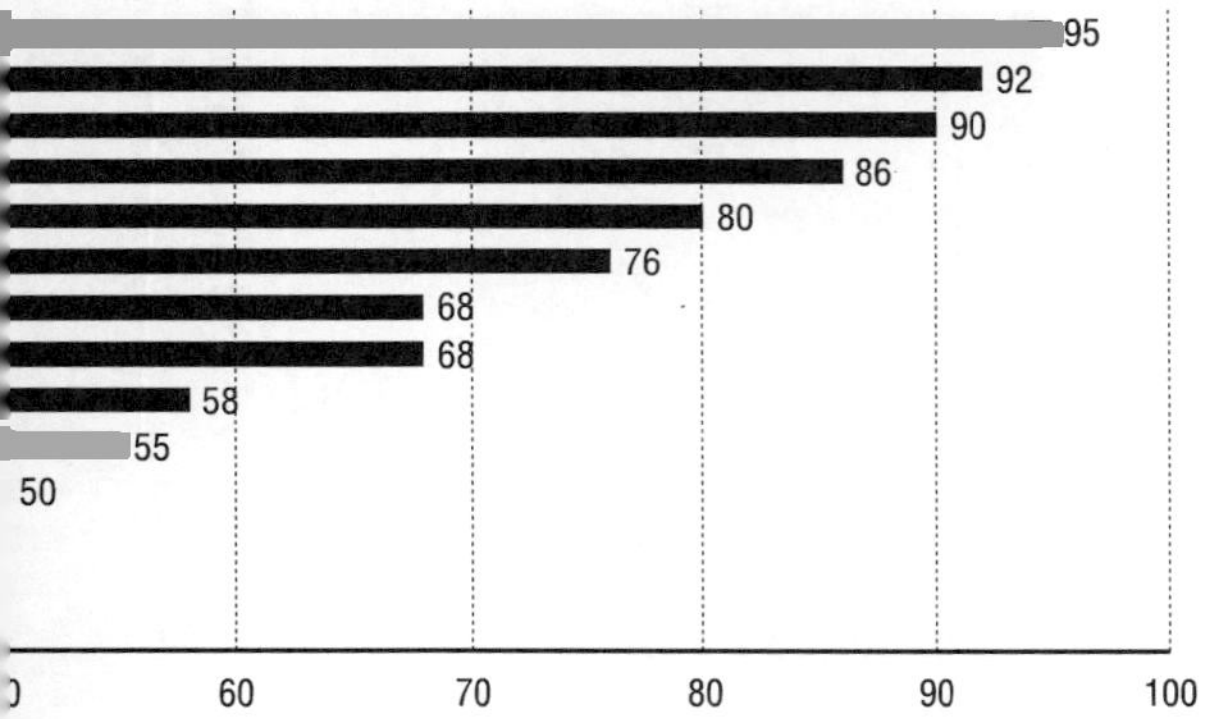

出典:新福尚武『一般臨床におけるデプレッション』金原出版（1970）

この9つの症状以外にも、頭痛、肩こり、便秘、下痢、めまいなどの自律神経失調症の症状が現れます（図3）。精神的ストレスにより、交感神経と副交感神経のバランスが崩れて、これらの症状が起こるのです。

同じ人とは思えない躁状態

躁状態の症状は、うつ状態とすべて正反対となります。同じ人なのに、このように全く異なった状態を取るのは、とても不思議です。うつ状態では「自分はダメな人間だ」と思っているのに対して、躁状態では、「自分はすごい人間だ」と思っています。このことについては、第3章で詳しく説明します。

1．気分が「高揚」し、多弁・多動

うつ状態では、じっとして、黙っています

図3 うつ病症状の訴えの頻度

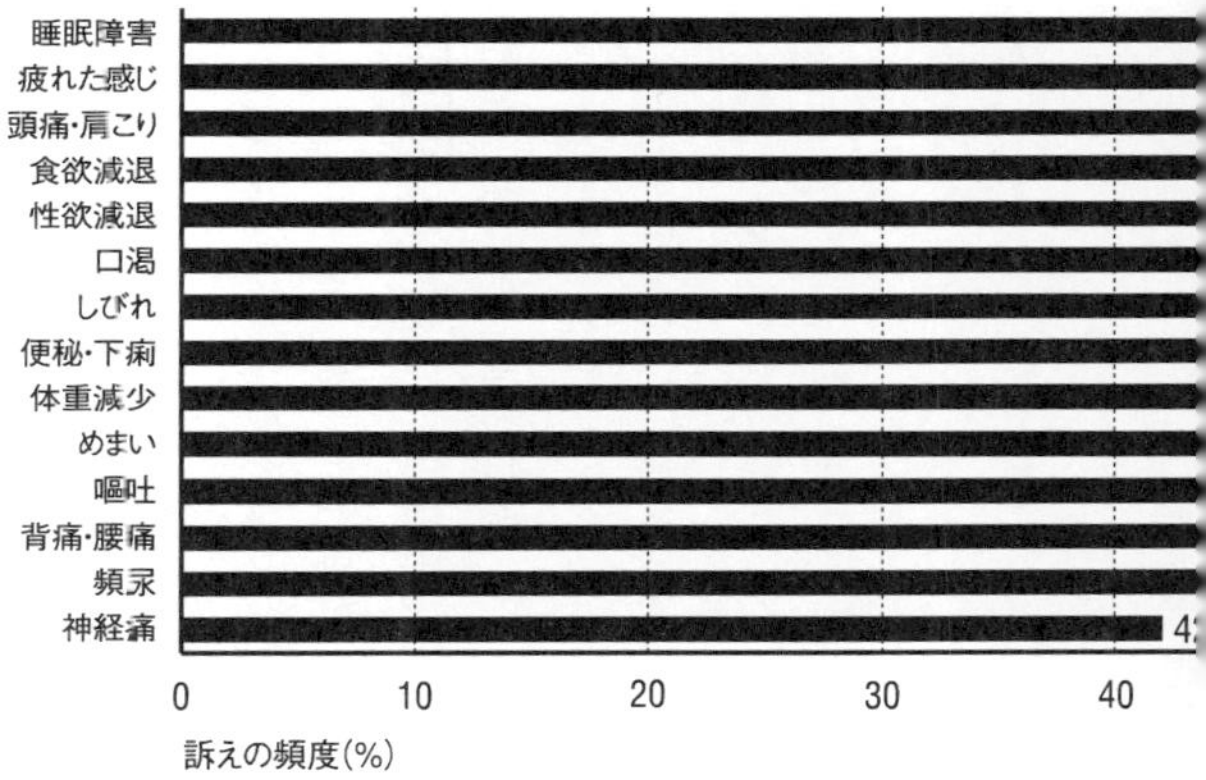

が、躁状態では、よく動き、よく喋るようになります。また、「自分はすごい人間だ」と思っているので、話も大げさな自慢話となります。

2. 注意散漫

躁状態では、注意散漫になります。このため、いろいろな仕事に手をつけるのですが、どれもきちんと仕上げることができません。本人はたくさん仕事をしている気になっていますが、上司から見ると、どれも中途半端で、仕事をしていることにはなりません。

3. 攻撃的傾向が出て、周囲と衝突

躁状態では、攻撃性が出てきて、周りの人と衝突したり、喧嘩するようになります。うつ状態のときに上司から苛《いじ》められていると、躁状態になったとたんに、その上司と喧嘩を

始めたりします。家族や友だちとも喧嘩します。周りの人は躁状態のために衝突していることを理解しておく必要があります。

4. 乱費、ギャンブル、性的逸脱行為

躁状態では、「自分はすごい人間だ」と思っているので、気が大きくなって、いろいろ高価なものを買います。マンションや車を買うこともあります。そして、躁状態から、うつ状態に変わったときに、自分の買ったものや借金にびっくりして、なおさら落ち込むことになります。結婚している場合は、配偶者が高額なものを買わないように、注意する必要があります。

性的逸脱行為としては、風俗街に毎日通ったり、周りの異性を誘ったりします。

5. 睡眠欲求の減少・早朝覚醒

躁状態でも睡眠障害が起こりますが、うつ状態での睡眠障害とは全く異なります。うつ状態は、疲れていて寝たいのに寝られないという障害ですが、躁状態では、やりたいことがたくさんあって、寝てはいられないのです。このため、夜に2～3時間しか寝ないで、いろいろなことをすることになります。しかし、あまり寝ていないために、会社ではうとうとしてしまいます。

まじめでがんばる人がなりやすい

かかりやすい性格とは

それでは、どんな人がうつ病になりやすいのでしょうか。その性格については、テレンバッハの「メランコリー親和型性格」と下田光造の「執着性格」が有名です。簡単にまとめますと、左記のようになります。

・何かダメなことがあると自分を責める人
・辛さを口に出して言えない人
・他人の分まで仕事を引き受ける仕事人間
・今までミスをしたことがないエリート
・執着性が強く、小さなことにもこだわる人

一言で言うと、まじめで、一生懸命がんばる人がうつ病になりやすいと言えます。上司にとっては、頼んだことを何でも嫌がらないで、きちんとやってくれるので、頼りになる部下です。頼みやすいので、どんどん仕事を頼んでいくと、ついに背負いきれなくなって、つぶれてしまい、うつ病になるという悲劇が起こります。

ただし、最近は20代、30代でうつ病になる人の性格が変わってきました。いわゆる新型うつ病ですが、これについては、後ほど説明します。

どんな上司が部下をうつ病にするか

部下がうつ病になりやすい上司の性格のパターンもあります。どんな上司だと部下がうつ病になりやすいのでしょうか。私がカウンセリングで伺った話をまとめると次のようになります。

・他の人の前で感情的に怒る
・人格を否定することを言う
・気分が不安定で、言うことが変わる
・細かいことにこだわる、完全を求める
・自分のやり方を押し付ける
・えこひいきする

夫婦や親子の関係でも、一方がこのようなタイプだと、相手はうつ病になりやすいと考えられます。

調子のよい悪いには波がある

朝に悪化し夜によくなる

うつ病の9つの症状以外の特徴を説明しましょう。

うつ病になると、1日の中でも気分の変動が起きます。午前中は気分が沈み、体の調子も悪いのですが、夜になると嫌な気分が軽くなり、疲れもそれほど感じなくなります。これを「日内変動」と言います。

うつ病でも働いている人はそれほど生活リズムが崩れないのですが、休職すると、昼頃起きて、明け方寝るように、生活リズムがずれてしまいます。このため、休職している人が復職するときには、まず生活リズムを朝型に変えることから始めます。

回復のプロセスは「三寒四温」

「三寒四温《さんかんしおん》」とは冬季に寒い日が3日ほど続くと、その後4日ほど暖かい日が続き、また寒くなるというように、7日周期で寒暖が繰り返される現象を言います。

うつ病が治っていくときも、次ページの図4のように、調子がよいときと悪いときを繰り返

図4　うつ病回復期の「三寒四温」

うつ病は波をうちながら、だんだんよくなっていく。
回復期に自殺の可能性が高くなる。

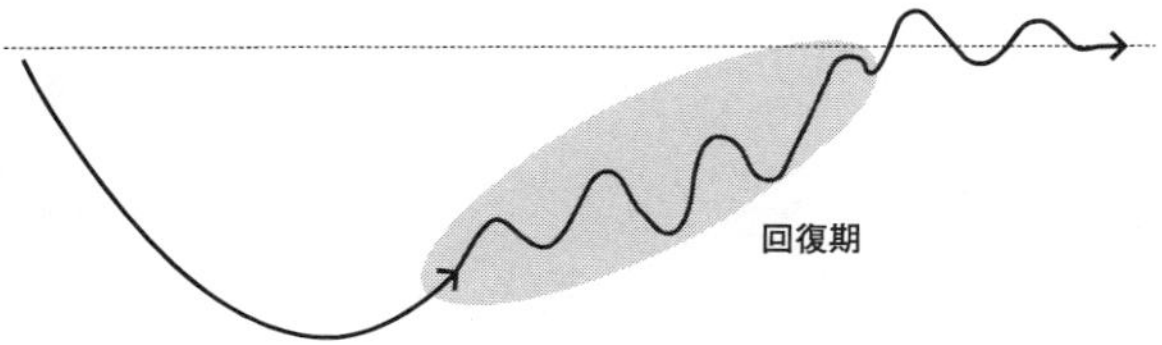

しながら、少しずつよくなっていきます。やっとよくなって喜んでいたら、また悪くなってがっかりしたりします。このため、うつ病の人には、よくなったり悪くなったりを繰り返しながらだんだんよくなっていくことを理解しておいてもらうことが必要です。

また、回復期は自殺の可能性が高くなる時期でもあります。うつ病が一番悪いときに自殺を考えそうですが、その時期には、自殺をする元気もありません。「三寒四温」で、悪くなったときに悲観して自殺することがあります。周りの人はよくなってきたと喜んでいるので、自殺されてびっくりしてしまいます。

自殺のシグナルに注意

うつ病の人は、生きていることに絶望して

自殺を望みます。しかし、生きたいというのが、すべての生命に共通した本能です。このため、死にたい願望と生きたい願望との間を揺れ動きます。そして、周りに次のようなシグナルを発します。

・自殺をほのめかす言動
・自分を責める発言
・別れの用意をする
・過度に危険な行為に及ぶ
・突然、態度や行動が変化する
・自傷行為

うつ病の人は、周囲の人にこのシグナルを受け取って、自殺を止めてほしいと思っています。受け止めてもらえないと、本当に自殺してしまうことになります。例えば、最も信頼している人に自殺したいというメールを書いた場合、受け取った人が直ぐに反応して、止められればよいのですが、メールをすぐに開かなかったり、忙しくて返事を書くのが遅れたりすると、その間に不幸が起こります。

自殺の問題については、第4章の「慢性うつ病」のカウンセリングの中で取り上げます。

軽いうつ病、重いうつ病、慢性うつ病、新型うつ病

3年以上続く、3回以上の再発

肉体的な病気では、明確に分けられるものがあります。がんはあるかないかで分けられますし、骨折も明確です。これに対して、血圧やコレステロールなどは、数値が連続的に変わるので、何か基準を設けなければ、病気を定義できません。

心の病気も連続的に変わります。うつ病ですと、元気な人、抑うつ状態、うつ病と、連続的に変わります。このため、うつ病を判断する基準が必要になります。DSM-Ⅳ-TRでは当てはまる症状の項目数により、判定を行っています。

軽いうつ病、重いうつ病、慢性うつ病についても、判別するための基準を決める必要があります。本書では、1回の1年以内のうつ状態だけで治り、その後再発しない事例を軽いうつ病、1年以上長期化したり、その後再発した事例を重いうつ病としました。重いうつ病の中でも、3年以上長期化したり、3回以上再発した事例を慢性うつ病としました。慢性うつ病は長期うつ病、遷延《せんえん》性うつ病、難治性うつ病などと言われることもあります。

本書とDSM-Ⅳ-TRのうつ病分類の比較を図5に示します。

図5　うつ病分類の比較

<table>
<tr><td>本書</td><td colspan="2">軽いうつ病
（軽症うつ病）</td><td>重い
うつ病</td><td>慢性うつ病
（長期うつ病）
（遷延性うつ病）
（難治性うつ病）</td><td>新型うつ病
（未熟型うつ病）</td></tr>
<tr><td>DSM-Ⅳ
-TR</td><td>気分変調性
障害</td><td colspan="3">大うつ病性障害</td><td>非定型うつ病</td></tr>
</table>

時代とともに病気も変化

病気はストレスによって起こるという考えがあります。人はストレスがかかって耐えられなくなると、その影響が、心の病気か神経性の病気か体の病気というかたちで表れます。

どのような病気が多いかは、時代や地域によって変わってきます。

心の病気は育った環境や現在の環境に大きく影響されるため、時代や地域により、発症する心の病気の種類が変わってきます。フロイトの頃は、ノイローゼ（今の神経症）が多く見られました。私が若い頃には、仕事でストレスがかかると、胃《い》潰瘍《かいよう》になる人が多かったのですが、最近はうつ病になる人が増えました。

軽症化、多様化、低年齢化

うつ病が増えてきたのは、以前よりも社会的なストレスが高くなったこと、若い人のストレス耐性が低くなったこと、そして、うつ病が「心の風邪」として市民権を得たためだと思われます。無理にうつ病を隠しておく必要がなくなったのです。

うつ病が増えてくるとともに、種類も多様化してきました。軽症うつ病、逃避型抑うつ、新型うつ病、仮面うつ病、昇進うつ病、消耗うつ病、荷降ろしうつ病、定年うつ病、老年うつ病など、いろいろな名前のうつ病が生まれました。

大きな傾向としては、「うつ病が軽症化してきた」「うつ病になる人の性格が多様化してきた」「子どもにまで低年齢化してきた」の3点があげられます。

新型うつとは何が新しい?

うつ病になる人の性格の多様化に関連して、最近は、20代や30代を中心にした、若い人の新型うつ病が話題となっています。未熟型うつ病、現代型うつ病などと言われることもあります。DSM-IV-TRの分類では、非定型うつ病に対応します。

新型うつ病と従来型うつ病の違いを図6に示します。多くの項目で今までのうつ病と対照的であることがお分かりでしょう。

図6　新型うつ病と従来型うつ病の違い

新型うつ病	従来型うつ病
若い世代に多い	中高年世代に多い
自分への愛着	組織や他者への愛着
仕事以外ではうつ症状が軽くなる	仕事以外でもうつ症状がある
初期からうつ病の診断に抵抗がない	初期はうつ病の診断に抵抗する
休職することに抵抗がない	なるべく休職しようとしない
何かダメなことがあると 会社や上司、親のせいにする	何かダメなことがあると 自分を責める
自分の仕事に不満を持っている	自分の仕事を負担に思っている
優等生に多い	忠実な部下に多い
過食、過眠	食欲不振、不眠
身体的疲労感や頭痛、動悸などを伴う	

新型うつ病の人は、仕事中は元気がないのですが、終わると元気に飲みに行ったり、休職中に海外旅行に行ったりする人も多いため、よくただのわがままだと思われます。ただ、カウンセリングをしてみると、仕事へ行くことの辛さ、強い疲労感、頭痛や動悸などの身体症状があり、大変苦しんでいることが分かります。

20代から30代が中心と言われますが、40代の人のカウンセリングをしていても、10～20%は新型うつ病の特徴の人がいます。若い人で従来型うつ病の人ももちろんいます。新型うつ病は最近になって突然生まれたのではなく、新型うつ病になりやすい性格の人が増えたことで、目立つようになったのだと思います。

それには、先ほど心の病気は育った環境や現在の環境に大きく影響されると書いたように、日本が豊かになったこと、子どもが1人か2人で大事に育てられること、女性の社会進出で親子のあり方が変わったこと、テレビゲームなど子どもの遊び方が変わったことなどの環境の変化が影響していると思われます。これについては、第3章で取り上げます。

第2章

早期対応で早期回復

――「軽いうつ病」のカウンセリング

「軽いうつ病」3人のケース

この章では私がカウンセリングを行った軽いうつ病の3事例を紹介します。軽いうつ病のカウンセリングは大体3回から10回で終了することができます。カウンセリングは原則として、週1回、60分間、対面法です。

以下の事例では、プライバシー保護のため、事例を組み合わせたり、内容に関わらない程度に変更を加えたりして、個人を特定できないようにしてあります。

早期対応で仕事を続けながら回復
——Aさんの場合

［クライエント］

Aさん、男性36歳（初カウンセリング時）

［問題の経過］

仕事が忙しくて帰りが遅くなる。口数が少なくなり、同僚に誘われても、食事や飲みに行かなくなる。同僚のIさんが、Aさんが「ビルから飛び降りたくなることがある」と言うのを聞いて心配になり、カウンセラーに相談したのがきっかけで、カウンセリングを受けることになる。

［面接期間・カウンセリングの回数］
02年10月〜03年1月、3回

［性格］
几帳面、がんばり屋、積極的

［家族構成］
妻、息子二人

［カウンセリングの流れ］
◇1回―02年10月

Aさん　今の部署に6月に異動した。慣れない仕事で時間がかかる。この3カ月は毎月残業時間が100時間を超えている。いくら仕事をしても終わらない。土日も家で仕事をしているので、家内と喧嘩になる。

筆者　この仕事の忙しさはいつまで続くのですか。

Aさん　通常の業務が忙しいので、ずっと続くと思う。最近は仕事に対するモチベーションが下がって、やる気が出ない。気持ちが沈んで、死にたいと思うことがある。課長が厳しい人で、分からないことを相談しづらい。課長からこの仕事がこなせないなら、異動するように言われている。どうしたらよいのか分からない。

筆者　仕事の優先順位をつけたり、手を抜いたり、仕事を人に頼んだりすることはできないのですか。

Aさん　仕事をきちんとやらないと気がすまない性格なので、仕事の進め方が悪いのかもしれない。

筆者　このまま忙しいのが続くとどうなると思いますか。

Aさん　体をこわすことになる。仕事を見直さなければならないと思えてきた。話していたら、考えが整理された。

◇2回―02年11月

Aさん　前回のカウンセリングの後で、仕事のことを部長に相談した。
筆者　そうですか。何か変化はありましたか。
Aさん　残業時間は１００時間ほどで、忙しいのは変わらないが、部長が仕事について理解し、課長にも話してくれたので、気分的には楽になった。
　部長から「仕事のたな卸しをして、業務の削減をするように」と言われた。やらなくてもいいことは止めるように仕事の整理をしている。20～30％は減らせるかもしれない。
筆者　この機会に仕事の仕方も見直してみたらどうですか。
Aさん　きちんとやり過ぎるところがあるので、仕事の仕方も変えてみる。
◇３回―03年１月
Aさん　仕事を整理して、11月、12月の残業時間は50～60時間まで減った。土日に家で仕事をしなくなったため、子どもと遊べるようになった。落ち込むこともなくなり、少しずつ仕事に対する意欲も出てきたので、もう大丈夫だと思う。

残業100時間、睡眠3時間が引き金に

　Iさんから A さんの話を伺い、至急 A さんに連絡を取りました。A さんに会ってみると、イライラして疲れている印象を受けました。

毎月100時間を超える残業をしており、睡眠時間も3時間くらいということでした。残業時間が100時間を超えると、脳血管疾患や虚血性心疾患などの過労死が急増します。また、抑うつ感が強くなり、うつ病になる人も増加します。プロジェクトなど期限が決まっている仕事だと、忙しくてもある程度乗り切れるものですが、Aさんのように終わりのない忙しさの場合は、だんだんと心身ともに疲れがたまってきます。

Aさんはスポーツマンで、明るく、うつ病にはなりにくいタイプだと思います。しかし、出口の見えない忙しさと、今の仕事をきちんとこなさなければならないという考え方とがAさんを追い込んでいきました。

カウンセリング時は抑うつ状態で、まだうつ病にまでは至っていませんでした。しかし、この状態が続けば、うつ病を発症し、休職に追い込まれたのではないかと思われます。

Aさんのカウンセリングでは、私は特別な支援を行ったわけではありません。ただAさんの現状と辛い気持ちを傾聴しただけです。悩みの状態になると人は考えが堂々巡りになり、どうしてよいか分からなくなります。しかし、人に話をすることで、頭が整理されます。Aさんも私と話すことにより、「このまま仕事を続ければ体をこわすことになる。仕事を見直さなければならないと思えてきた」と話されています。

実際に次の日に、Aさんは部長さんに仕事の相談をしました。話した結果、仕事自体は変わっていませんが、「部長に仕事について理解してもらったため、気分的には楽になった」と語っています。このことは非常に重要です。人は悩みそのものは変わらなくても、悩みを自分だけで抱えているのではなく、人に理解してもらうことにより、気持ちが楽になるのです。そして、仕事を整理し、仕事の仕方を変えることにより、今回の問題は解決されました。

私が行ったのは、ただAさんの話を傾聴しただけです。それにより、Aさんの考えが整理されたのです。Aさんの同僚がAさんのことを心配して、親身になって話を聴いていても、同じような結果になったと思います。周りに悩んでいる人がいたら、その人の気持ちになって話を傾聴することが重要です。早期発見・早期対応と言いますが、早く対応するほど、うつ病は早く治ります。うつ病になる前の状態ですと、Aさんのように悩みを理解してもらうだけでも、元気になることがあります。

夫が家事を手伝ってくれることで回復
――Bさんの場合

［クライエント］

Bさん、女性27歳（初カウンセリング時）

［問題の経過］

大学を卒業し、02年4月にJ社入社。06年5月に結婚。06年夏から、遅刻と休みが始まる。07年に入り、休みが増える。このままでは休職になるため、人事部からの依頼でカウンセリングを行うことになる。

［面接期間・カウンセリングの回数］

07年4月〜07年7月、6回

［性格］

まじめ、几帳面、消極的

［家族構成］

夫

［カウンセリングの流れ］

◇1回―07年4月下旬

Bさん　昨年の夏頃から体調が悪くて休みがちです。朝起きて会社に行けないときは、会社を休んで、1日中寝ています。頭痛やめまいがして、夜寝られない。

筆者　お医者さんには行かれていますか。

Bさん　産業医に紹介されて、医者に診てもらった。うつ病だと言われた。薬をもらったが、調子がよくならず、副作用があったので、飲まなくなった。もう一度元気になれるのか不安だ。

筆者　うつ病は治りますよ。また元気になれるので、安心してください。どうして調子が悪くなったのですか。

Bさん　入社して、3年目から、仕事を任されてだんだん忙しくなってきた。仕事の要領が悪いため、帰りが遅くなった。時々、休日出勤もしていた。

　昨年5月に以前から付き合っていた人と結婚した。私よりも早く帰るのだが、家事のことは何もしない。私は仕事が忙しくて、家に帰るのが深夜になるが、それから食事を作る。家事を手伝ってほしいと言うと、いろいろ言われるので、がまんするようになった。だんだん疲れがたまって、朝起きられなくなった。私が会社に行けなくて休んでいると、夫からサボっていると言われる。

筆者　お互い働いているのだから、家事は分担した方がいいですよ。会社に行けないのは、サボっているのではなく、病気なので行けないということを理解してもらってください。1人でがまんするのではなく、2人で病気に取り組むよう、なるべく話し合ってください。

Bさん　話し合うようにしてみます。

筆者　仕事は負担になっていませんか。

Bさん　休んで周りの人に迷惑をかけている。休んでいても仕事のことがずっと気になっている。

筆者　私からBさんの上司に話をしてみます。Bさんはがんばり過ぎて疲れてしまったのですから、なるべく休むように心がけてください。

◇2回―07年5月中旬

Bさん　カウンセラーが話してくれたので、上司が仕事内容を見直してくれて、気が楽になった。また、がんばらなくてもいいんだと言われたら、生きるのが少し楽になってきた。前よりは調子がよいが、まだ朝起きられなくて、休むことがある。そうすると自分を責めてしまう。

筆者　自分を責める必要はないですよ。

Bさん　仕事でも完全を目指して、いくらやっても自分を責めてしまう。

筆者　今は100点ではなく、60点を目標にして、それを超えたら自分を誉めてあげてください。ご主人には相談されましたか。

Bさん　話をしたが、「そう」と聞き流されてしまった。
筆者　困りましたね。私が一度話してみましょうか。
Bさん　そうしてもらえると助かります。
07年5月下旬、Bさんの夫と会い、うつ病とはどんな病気かということと現在の病状を説明し、家事を協力することと会話を持つことをお願いする。
◇3回―07年5月下旬
Bさん　カウンセラーが話してくれたおかげで、夫もうつ病の辛さを理解してくれたようです。私の帰りが遅いときは、お弁当やおかずを買ってきてくれるようになりました。会話も前よりも増えました。
筆者　それはよかったですね。1人でがまんすることはありませんよ。
Bさん　仕事も休むことがなくなりました。まだ、頭痛や肩こりはします。カウンセラーが言ったように、土日は遊ぼうと思うのですが、仕事や家事がいい加減で罪悪感があり、遊んではいけない気がする。友だちにも連絡せずに、自分の内にこもってしまう。
筆者　レクリエーションは仕事や家事と同じように大事です。内にこもらないで、なるべく外に出て楽しんでください。親しい友だちに愚痴を言ったら楽ですよ。
Bさん　昔から、人に愚痴を言うのは苦手です。結婚してから、友だちとも会ってなかったのですが、会うようにします。

◇4回―07年6月中旬

筆者　まだ頭痛や肩こりがするということだったので、今日はストレスにどう対処したらよいかを説明して、リラクゼーション法として、自律訓練法を実習してみます。（自律訓練法は第5章に説明）

（自律訓練法の実習をする）

Bさん　自律訓練法をしてもらったら、本当に気持ちよくなりました。

筆者　今がストレスの取れた状態ですよ。1日2回くらいやってみてください。

◇5回―07年7月初旬

Bさん　自律訓練法を始めてから、頭痛や肩こりが減り、寝つきがよくなった。

先日、友だちの結婚式に出て、友だちに病気のことや夫のことを話したら、気が楽になった。ただ、まだ何かあると自分を責めてしまう。

筆者　「自分を責めない。人生を楽しむ。楽に生きる」この3点を考えながら生きてください。自分の考えを言わないで、人に合わせるところはありませんか。

Bさん　自分の考えを殺して、人に合わせるところがあります。昔から、八方美人と言われる。

筆者　人に合わせ過ぎると疲れてしまいます。人のためではなく、自分のために生きた方がいいですよ。

◇6回―07年7月中旬

Bさん　先日、久しぶりにテニスをしたら楽しかったので、土曜日は夫とカルチャーセンターのテニス教室に通うことにした。

筆者　それはよかったですね。体調はどうですか。

Bさん　週末になると疲れがたまってくるが、仕事を休むことはなくなった。頭痛や肩こりもよくなってきた。もう大丈夫だと思う。

筆者　仕事、家庭、趣味とバランスを取りながら、生活してください。一応、今日でカウンセリングを終了しようと思いますが、何か困ったことがあれば、お気軽にご相談ください。

カウンセラーが夫の会社に出向いて理解を求める

Bさんは几帳面、まじめ、責任感が強い、手を抜くことができない、周囲に気を配る、という病になりやすい典型のような性格でした。仕事も一生懸命がんばるので、職場での評価も高く、だんだん大事な仕事を任されるようになりました。それとともに、帰る時間も遅くなり、心身ともに疲れがたまったのだと思います。そこに、結婚して家事が加わります。夫がBさんの健康状態や家事に関心を示さず、Bさんは1人で家事を引き受けることになりました。仕事と家事に押しつぶされるように、Bさんは朝起きられなくなります。抑うつ感、頭痛、めまいなどの症状が出ます。そして、職場の人や夫に迷惑をかけていると自分を責め続けます。

Bさんのカウンセリングでは、まず、うつ病は治る病気だと安心感を持ってもらうことから始めました。

次に、職場の上司とBさんの夫にきちんとBさんの病気を理解して協力してもらい、仕事と家事を調整する必要がありました。Bさんが上司に話しづらいということだったので、Bさんの上司には私から説明して、Bさんには夫に話をしてもらいました。しかし、夫が取り合ってくれないということだったので、私がBさんの夫の会社に出向き、近くのカフェで話をしました。Bさんはサボっているのではないこと、元気になるためには夫の協力が必要なことを理解していただきました。

仕事と家事の調整により、Bさんの負担は減り、仕事を休むことがなくなりました。しかし、まだ頭痛や肩こりがするということだったので、ストレス対処法について説明し、自律訓練法を教えました。

最後に、Bさんのがんばり過ぎる、完全にしようとする、人に合わせる、自分を責めるなどのうつ病になりやすい性格を見直していきました。そして、「自分を責めない。人生を楽しむ。楽に生きる」を目標にしてもらいました。

この4つの過程を経て、Bさんのうつ病はよくなっていきました。Bさんに最初会ったときは、憔悴《しょうすい》しきった表情でしたが、会うたびに表情が明るくなっていきました。そして、夫と一緒にテニスを始めたと伺い、もはやカウンセリングは必要ないと思い、終了としました。

上司と部下への怒りを吐き出して回復
——Cさんの場合

［クライエント］
Cさん、男性38歳（初カウンセリング時）

［問題の経過］
05年4月からマネージャーになる。部長からの仕事の要求が厳しく、ストレスとなる。自分勝手な部下の指導にも悩む。7月頃から寝つきが悪くなり、頭痛と肩こりが始まる。無理に勤務を続けていたが、不眠がひどくなり、9月から時々休み始める。11月から休みが増え、心療内科を受診する。うつ病と診断され、12月中旬から休職に入る。

［面接期間・カウンセリングの回数］
06年1月〜06年7月、8回

［性格］
几帳面、まじめ、優等生的

［家族構成］
妻、娘1人

［カウンセリングの流れ］
◇1回―06年1月中旬
Cさん　抑うつ気分がなくなってきた。ただ、薬を飲んでいるが、なかなか寝つけない。また働けるようになるのか、不安だ。
筆者　うつ病がよくなったら、また前のように働けるようになりますよ。
◇2回―06年2月初旬
Cさん　前回のカウンセリングのときは、調子がよかったので、このままよくなるのかと思ったが、その後、落ち込みがあった。今は少し調子が上向いてきた。

筆者　うつ病の回復期では、調子がよくなったり悪くなったりを繰り返しながらよくなっていきます。少し調子が悪くても、あまり気にしない方がいいですよ。

Cさん　だんだん復職への焦りの気持ちが出てきた。

筆者　うつ病が十分よくなっていないのに、焦って復職すると、再発して再度休職になる可能性が高いです。焦らずに、きちんと治すことが大事です。

どうしてうつ病になったと思いますか。

Cさん　上司と部下との人間関係でうつ病になったと思う。

筆者　それ以外にはありませんか。自分の性格面とか。

Cさん　仕事を完全にやろうとしたり、仕事を自分で抱え込むのも悪かったと思う。

筆者　この機会に仕事のやり方を変えられるといいですね。

◇3回―06年3月初旬

Cさん　前回のカウンセリングの後に、非常に調子が悪くなった。寝られなくて困っている。

医者から、私のうつ病は重いと言われた。うつ病が治るのか不安だ。

筆者　Cさんのうつ病はそんなに重いとは思えませんよ。うつ病は治る病気なので、安心してください。

（うつ病が治った人の例を紹介する）

Cさん　また元気になれるということで安心した。

◇4回―06年3月下旬

Cさん　先週調子が悪かった。調子がよいときと悪いときがあるので、会社に戻れるのか心配だ。

筆者　よくなってくると、調子の波はなくなってきます。調子の波がなくなって、調子がよい状態が1カ月くらい続いてから復職するのが理想です。

上司と部下のことで辛かった話を聞かせていただけますか。

Cさん　上司や部下のことはなるべく考えないようにしている。

筆者　お辛いかもしれませんが、上司と部下への怒りを解消した方が楽になりますよ。

（うつ病が治っていく過程を説明する）

◇5回―06年4月中旬

Cさん　夜寝られるようになってきた。

前回カウンセラーに言われて、上司、部下への怒りを考えてみた。上司は理想的なことばかり言って、自分の話を真剣には聞いてくれなかった。人の補充も取り合ってくれなかった。部下は仕事に無責任で、私の言うことも聞かなかった。

筆者 何でもっと怒らないのですか。その無責任な上司といい加減な部下のために、Cさんは仕事を押し付けられて、ひたすら仕事をして燃え尽きて病気になったのですよ。半年も休んでいるのに、その上司や部下は元気で会社に行っているのですよ。

Cさん 怒りの表し方が自分よりカウンセラーの方が自然だと思えてきた。私はまだまだ怒りが出せていないと分かった。

筆者 この機会に、上司と部下への怒りを思いっきり吐き出してください。

◇6回―06年5月初旬

Cさん この前のカウンセリングの後から、だんだん、上司や部下に、怒りを感じるようになってきた。今まで怒りを押さえ付けていたのがよく分かった。自分だけが損をした気がする。

筆者 怒りを感じるのはとてもいいことですよ。

Cさん 怒りを感じるようになってから、この2週間、非常に安定している。カウンセラーの言っていることが分かるようになってきた。ひたすらがんばるサラリーマン人生から一歩前進して、楽しい人生を考えたい。

大分調子がよくなってきたので、そろそろ復職を考えたい。

筆者 まず朝8時に起きて、規則的な生活をしてください。

◇7回―06年6月初旬

Cさん　この1カ月半はずっと安定している。

前回カウンセラーから、「今回の休みは今まで一生懸命働いてきたので、神様からのプレゼントですよ」と聞いてから、休んでいることに気が楽になった。それから、なるべく楽しむようにしている。体調がよくなって、娘とも遊べるようになってきた。人生に対する考え方もずいぶんと変わってきた。家内からも最近変わったと言われる。

復職しても、自分のペースでやっていきたい。7月中に復職しようと思うので、これからどのように準備をしたらよいか教えてほしい。

筆者　なるべく外出して、楽しみながら体力をつけてください。子どもと遊んだり、家事を手伝うのもいいですよ。疲れない程度に少しずつ増やしてください。また、好きな本を読んで、集中力をつけてください。

◇8回―06年7月中旬

Cさん　ずっと好調だ。活動している時間も増えてきた。家内も子どもも私が元気になってきたので、喜んでいる。夜もよく寝られるようになってきた。復職が8月からに決まった。

筆者　（復職後の心構えを説明する）

Cさん　これからは仕事だけではなく、自分と家族のことを大切にしたい。カウンセリングを受けて、復職まで、スムーズに回復できたと思う。

筆者　焦らずにゆっくりやってください。

自分が怒りを抱えていることに気づかない

Cさんのカウンセリングは、初回に「抑うつ気分がなくなってきた」という話だったので、順調に回復していくと思いましたが、2回、3回と調子が悪くなりました。

そこで、4回で、うつ病の原因となった上司と部下の問題を取り上げました。最初は上司と部下への抑圧されている怒りが知的レベルにとどまって、感情レベルまで達していませんでした。この後、私が怒るのを聞いて、自分が怒りを出せていないのに気づきました。

その後、実際に抑圧していた怒りを感じ始めました。この怒りの感情の表出とともに、うつ病は改善に向かいました。

また、几帳面、完全癖など、うつ病になりやすい性格からの脱却も目指しました。「ひたすらがんばるサラリーマン人生から一歩前進して、楽しい人生を考えたい」と人生に対する考え方もずいぶん変わりました。最初は、休職中に楽しんだりしては申し訳ないと話していましたが、家族で温泉に行ったり、楽しめるようになってきました。そして、無事復職を果たし、復職後の職場適応も順調でした。

なぜCさんが怒りの感情を表出したら、うつ病が改善されたのかについては、第3章で説明します。

基本は服薬、休養、環境調整

3〜10回のカウンセリングで終了

軽いうつ病においては、自分に合った薬の服薬と休養が基本となります。カウンセリングはこれを補完する形で以下のことを行います。

うつ病になった多くのクライエントは、自分のうつ病はもう治らないのではないかと不安に思います。このため、まずうつ病は治ると安心感を持ってもらう必要があります。自分に合った薬を飲んで、安静にしていれば、多くのうつ病はよくなることを説明します。また、うつ病から元気になった人の例を話すのも有効です。

ある程度、うつ病がよくなってきてからは、よくなったり、悪くなったりを繰り返しながらよくなっていく（三寒四温）ことを理解してもらいます。

復職に向けて、まず夜型から朝型に生活パターンを変えます。次に、外出している時間を増やし、体力を回復していきます。外出も、映画に行ったり、買い物をしたり、散歩に行ったりと自分のやりたいことを楽しみながら体を慣らしていきます。最後は、好きな本を読んで、集中力をつけていきます。

完全にやろうとする、がんばり過ぎるなどのうつ病になりやすい病前性格を直していくのも大事です。自分を大切にして、自分の人生を楽しむように勧めます。打ちこめる趣味が見つかればもうけものです。

また、うつ病になった原因を取り除くことも重要です。上司と合わなくてうつ病になった場合は、他の職場に異動させる、プロジェクトが忙し過ぎてうつ病になった場合は、プロジェクトから外す、などの環境調整を行います。

Cさんのように、なかなかうつ病が治らない場合は、うつ病になった原因を受け入れる作業が必要になります。このことについては、第3章で詳しく説明します。慢性うつ病の場合は、過去にさかのぼって慢性化させている要因を受け入れていく作業を行いますが、軽いうつ病の場合はうつ病になった原因の受け入れのみを行います。

軽いうつ病の場合は、このような内容を行うことにより、大体3～10回という短期間でカウンセリングを終了することができます。

第3章　どんな場合に慢性化するのか

慢性うつ病とはこんな病気

なりやすい性格+高ストレス

慢性うつ病のカウンセリングの説明に入る前に、私がうつ病という病気をどのように考えているのかについてお話しします。

うつ病のモデルで一般的なのは、図7のように、うつ病になりやすい病前性格の人に高いストレスがかかるとうつ病が発症するというものです。

病前性格は、生まれつきの遺伝的要因と両親や兄弟との関係、幼少期の体験、小学校や中学校での教育や苛め体験などの生育環境によって形作られます。

64ページの図8はある出来事が起こったときに受けるストレスの大きさを数値化したものです。同じ出来事が起こってもストレスのかかり方は人によって変わりますが、それを平均化した値です。この表を見ると、配偶者の死、親族の死、離婚、夫婦の別居などの親しい人との別れと会社の倒産、会社を変わるなどの環境の変化が高ストレスになることが分かります。親しい人との別れと環境の変化が起こったときはうつ病に注意しなければならないということになります。フロイトは親しい人との別れ（対象喪失）がうつ病を引き起こすと考えました。

図7　うつ病の発症要因

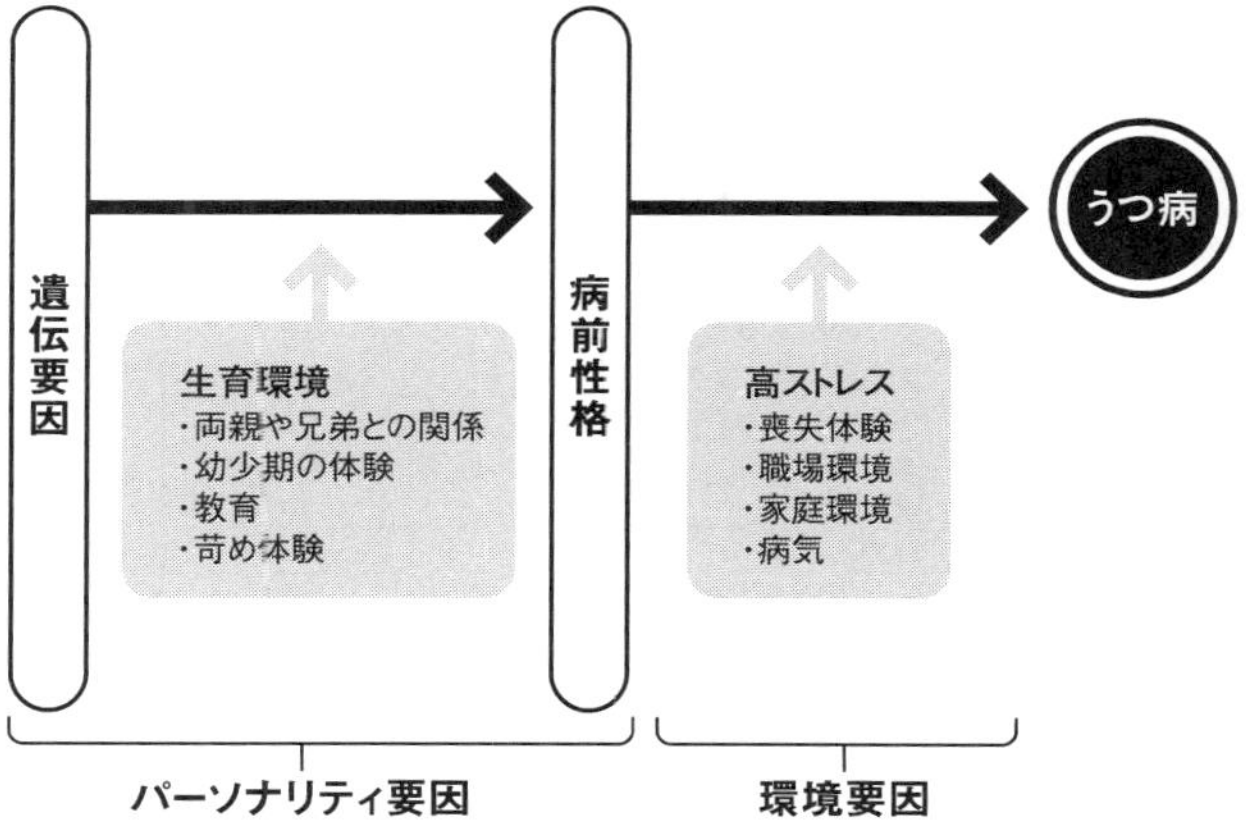

結論が出ない発症要因

うつ病の発症要因については、昔から主に生物学的因子と心理学的因子という2つの説があります。歴史的変遷については、ダニエル・ヴィドロシェの『うつの論理』に詳しく説明されています。

最近は生物学的因子が重視されてきました。うつ病のモノアミン仮説（1965年）や5-HT欠乏説（1967年）というもので、一言で言うと、ノルアドレナリンやセロトニンなどの神経伝達物質が減少しているために、うつ病が発症するという説です。この説は抗うつ薬の開発には多大な貢献をしましたが、仮説自体は40年以上にわたる膨大な研究にもかかわらず、否定も肯定もされない「灰色の

図8　勤労者のストレス点数

順位	出来事	ストレス点
1	配偶者の死	83
2	会社の倒産	74
3	親族の死	73
4	離婚	72
5	夫婦の別居	67
6	会社を変わる	64
7	自分の病気やケガ	62
8	多忙による心身の過労	62
9	300万円以上の借金	61
10	仕事上のミス	61
11	単身赴任	60
12	左遷	60
13	家族の健康や行動の大きな変化	59
14	会社の立て直し(リストラ)	59
15	友人の死	59
16	会社が吸収合併される	59
17	収入の減少	58
18	人事異動	58
19	労働条件の大きな変化	55
20	配置転換	54
21	同僚との人間関係	53
22	法律的トラブル	52
23	300万円以下の借金	51
24	上司とのトラブル	51
25	抜擢に伴う配置転換	51
26	息子や娘が家を離れる	50
27	結婚	50
28	性的問題・障害	49
29	夫婦げんか	48
30	新しい家族が増える	47
31	睡眠習慣の大きな変化	47
32	同僚とのトラブル	47
33	引越し	47
34	住宅ローン	47
35	子供の受験勉強	46
36	妊娠	44
37	顧客との人間関係	44
38	仕事のペース、活動減少	44
39	定年退職	44
40	部下とのトラブル	43

(夏目誠ら「勤労者におけるストレス評価法〈第1報〉」、1988)

段階」にとどまっています。このため、最近では、モノアミン仮説や5‐HT欠乏説は、うつ病の原因というよりは、ニューロンレベルでの異常を説明するに過ぎないと考えられるようになっています。神経伝達物質が減少したためにうつ病になるのではなく、うつ病になったため、神経伝達物質が減少したという考え方です。これ以外にもいろいろな説が出されていますが、まだ結論には達していません。

多くのうつ病は配偶者の死、会社を変わるなどの高いストレスによって引き起こされます。うつ病になった原因がよく分からないと言う人もいますが、カウンセリングでゆっくりと話を聞いていくと、大体うつ病になった原因がはっきりしてきます。このため、神経伝達物質の減少によってうつ病になると考えるよりも、うつ病になった結果として、神経伝達物質が減少したと考える方が自然だと思われます。

躁状態と引きこもり

慢性うつ病はうつ病が慢性化したものですから、第1章で説明したうつ病の9つの症状や日内変動、三寒四温といったうつ病の特徴はすべて当てはまります。ただし、軽いうつ病よりも該当する症状が多くなり、またそれぞれの症状も重くなります。特に、自殺願望は軽いうつ病ではみられないことが多いのですが、慢性うつ病では症状の重い時期にはしばしば自殺願望がみられます。

軽いうつ病と違い、慢性うつ病の特徴としては次のようなものが考えられます。

まず、躁状態が現れるということです。第1章で説明したように、うつ病はうつ状態のみで、躁うつ病ではうつ状態と躁状態が周期的に繰り返します。しかし、慢性うつ病の人のカウンセリングを行っているうちに、慢性うつ病の人では、うつ状態だけでなく、躁状態が現れるということに気づきました。軽いうつ病では、躁状態が現れることは少ないのですが、今まで私が扱った慢性うつ病のほとんどのケースでは、うつ病が治る過程で躁状態が現れました。うつ状態と躁状態は第1章で説明したように、正反対の症状となります。

また、慢性うつ病では、うつ病が重い状態では、それまでの人間関係を断って、1人で引きこもります。実際に、誰とも連絡を取らないで、自分の部屋に引きこもるのです。パソコンのメールで返信することさえしなくなります。誰とも付き合いたくないのです。ちょうど動物が冬眠するような状態となります。

また、この後に慢性うつ病のモデルで説明しますが、幼少期の両親との関係や生育環境の問題を抱えていて、強くうつ病の病前性格を形作っています。背景にパーソナリティ障害を抱えている方もいらっしゃいます。

モデルを作って理解を深める

カウンセリングを進める上では、慢性うつ病という病気の理解が重要となります。慢性うつ病のモデルを把握することにより、カウンセリングの手法やポイントが決まります。そして、慢性うつ病が治るまでのロードマップが作成できます。

これから説明する慢性うつ病のモデルは、私のカウンセリング経験に基づいてまとめたものです。このモデルをまとめてからは、カウンセリングが非常にやりやすくなりました。現在のクライエントの状態がそのロードマップのどこに対応しているのかを理解することができます。そして、現在カウンセリングで何をやったらよいのか、後どれくらいで治るのかを大体把握することができるのです。

では、慢性うつ病のモデルを説明していきます。

人間関係の4タイプから考える

一生影響する母親との関係

人は1人では生きていくことができないとても弱い存在です。生涯、自分の心と体の安全を守ることに、努力し続けます。特に、生まれたときは無力で、すべてのことを母親にやっててもらわないと生きていくことができません。母親との関係がとても重要になります。

母親の心が安定していると、子どもの心も安定します。母親の心が不安定で、子どもへの接し方に波があると、子どもは何とかして母親から愛されようと努力します。母親が子どもを拒否すると、子どもも母親を避けるようになります。このような母親との関わりが、その後の人生における他の人との人間関係の基本になります。

ここで大切なことはそのような母親が子どもを愛していなかったということではありません。自分の子どもを愛そうと努力をしても、残念ながら、母親の心が不安定だと、子どもは安心感が得られないのです。

これは、母親自身が以下で説明する「支配型」「依存型」「孤立型」のどれかのタイプだったためだと思われます。カレン・ホーナイが「人は自分を愛しているだけ、人を愛することができる」と言っています。これは子育てにもあてはまります。

ここで注意してほしいのは、このために母親を責めてもしかたがないということです。母親のせいにしても、問題は何も解決しません。

この場合の母親との関係は、正確に言えば、養育者との関係ということになります。母親ではなく主に祖母が育てた場合には祖母との関係になりますし、父子家庭の場合は父親との関係になります。

図9　人間関係の4タイプ

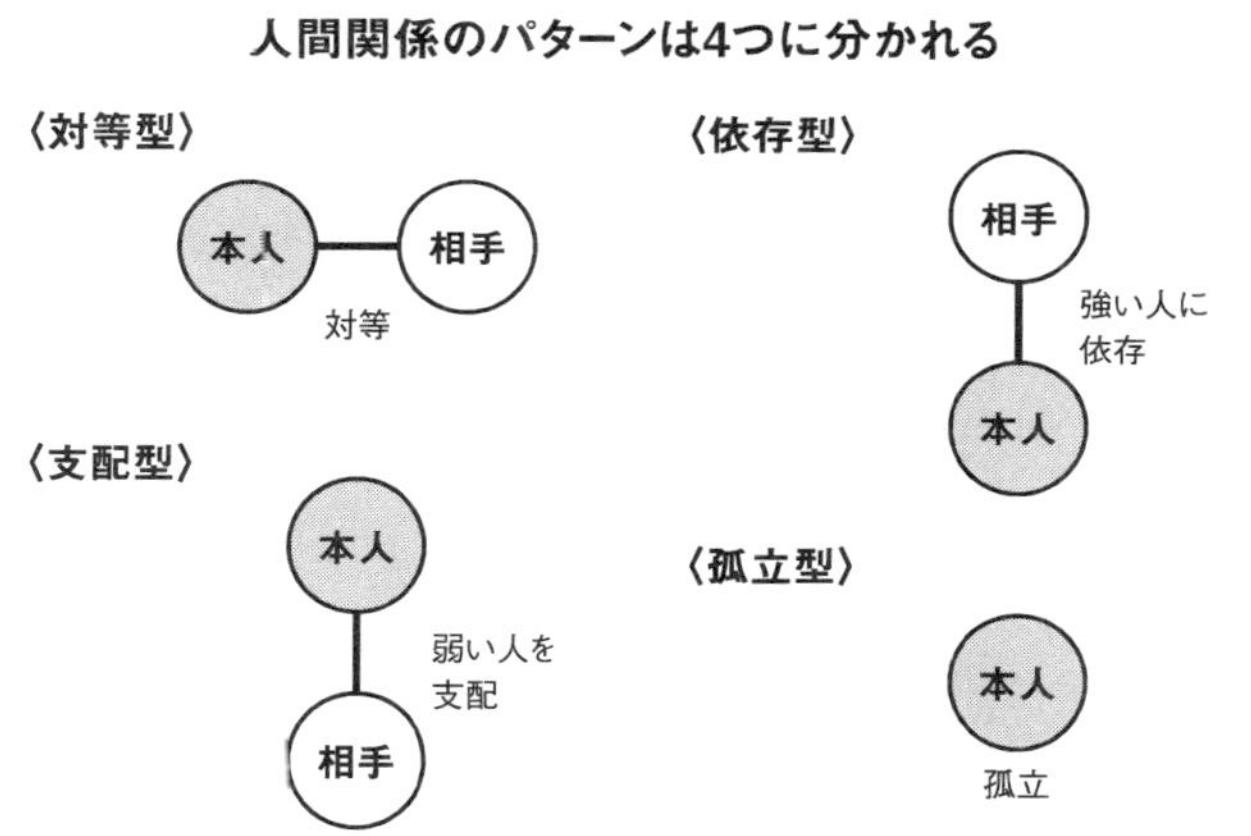

対等型、支配型、依存型、孤立型

「三つ子の魂百まで」と言われますが、3歳までに大体人間関係における4タイプが決定します。この4タイプとは、図9のように「対等型」「支配型」「依存型」「孤立型」です。そして、人はどれかのタイプに属することにより、心の安定を得ようとするのです。

「対等型」になるのか「支配型」「依存型」「孤立型」になるのかは、幼少期の母親との関係に大きく影響されます。

母親との関係以外でも、父親との関係も影響します。特に、今までのカウンセリングを通して、男性よりも女性の方が父親の影響が強いのではないかという印象を持っています。

父親と母親が仲がよいか、喧嘩ばかりして

いるかといった父親と母親の関係も影響します。両親が喧嘩ばかりしていると、子どもは生きることに不安を抱くようになります。

また兄弟との関係も、影響します。その人が長男・長女なのか、真中なのか、末っ子なのか、1人っ子なのかで、成長していく段階で、兄弟間の競争関係が異なり、それが性格に影響するのです。

この人間関係の4タイプはカレン・ホーナイの考えを参考にして、私が考えたものです。カレン・ホーナイは『心の葛藤』の中で、神経症の人を「人々の方に動く」「人々に対して動く」「人々から離れる」の3タイプに分けています。「人々の方に動く」が「依存型」、「人々に対して動く」が「支配型」、「人々から離れる」が「孤立型」に対応しています。

自分に自信がある対等型

幼少期に母親（養育者）から十分愛されて育った人は自分に対して十分な信頼感を獲得できます。自分は母親から愛されている大切な存在だと思うのです。そして、自分に自信があるため、威張る必要も、自分を卑下する必要もありません。「私は普通の人間なんだ」というポジションにおいて、心の安定を保つことができます。自分を肯定できるので、相手も肯定することができます。そして、「自分も相手も大切な人間だ」という対等の人間関係を結びます。

自分に自信のない人が心の安定を得る法

これに対して、幼少期に母親から拒否されたり、母親自身が不安定で、愛されたり、嫌われたりした人は、自分に対して十分な信頼感を獲得できません。自分に自信がないので、「私はダメな人間だ」と自分を否定する考えを持ちます。しかし、「私はダメな人間だ」と自分を否定する考え（劣等感）を受け入れるのは辛過ぎるために、無意識に「私はすごい人間なんだ」という考え（優越感）を形作り、「私はダメな人間だ」という考えを打ち消そうとします。「私はすごい人間なんだ」という考えをどのようにして得るかによって、「支配型」「依存型」「孤立型」の3パターンに分かれるのです。

「支配型」の人は人を支配することにより、心の安定を得ようとします。人を支配して、「私はすごい人間なんだ」と思うのです。また、「支配型」の人は戦いを好みます。そして、相手を負かすことにより、「私はすごい人間なんだ」と考えます。

「依存型」の人は強い人に依存することにより、心の安定を得ようとします。そして、依存する相手に、勉強や仕事で認められることや、周りの人に優しくていい人だと認められることにより、「私はすごい人間なんだ」と思おうとします。「私はすごい人間なんだ」と言うよりも「私は立派な人間なんだ」と言う方が近いかもしれません。

「孤立型」の人は人と関わらないで孤立することにより、心の安定を得ようとします。人と関わらないと、人と比較して劣等感を刺激されることもありませんし、人から傷つけられることもないのです。人との競争からも降りています。ブログやメールなどのお互いに傷つかない関係によって人と結ばれたり、趣味の世界の物を集めて、それに囲まれて心の安定を得ています。このタイプの人はプログラミング、投資、絵画などの1人でできる特異な領域ですごい人を目指すことで、あるいは、TVゲームなどの自分の想像上の世界でヒーローになることにより、「私はすごい人間なんだ」と思おうとします。

支配型・依存型・孤立型は3兄弟

自分に対して十分な信頼感を獲得できなかった人は、基本的には自分を受け入れることができず、自分のことを否定しています。先ほど述べたようにカレン・ホーナイが「人は自分を愛しているだけ、人を愛することができる」と言っています。自分のことを否定しているのに、他の人を肯定しているということは本来ありえないのです。幸せな人は他の人の幸せを望みますが、不幸な人が他の人の幸せを望まないのと同じです。

「支配型」「依存型」「孤立型」は3兄弟で、自分に対して十分な信頼感を獲得できなかった人はこの3タイプのどれかに属します。ただし、環境の変化により、一時的にタイプが変化することがあります。苛められていた子ども（「依存型」）が苛める子ども（「支配型」）に変わったり、「依存型」だった人が引きこもって「孤立型」に変わったりしますが、本質的にはどれか1つのタイプに属していて、最終的には元に戻ります。

しかし、「対等型」の人と「支配型」「依存型」「孤立型」の人の間には大きな隔たりがあり、容易にタイプが変わったりすることはありません。

「対等型」の人は自分を愛することができるため、人を愛することができ、人から愛されます。自分に自信があるので、新しいことに挑戦し、成功体験を得ます。このように生きていくうちにポジティブスパイラルがかかり、より自分に自信を深めていきます。

これに対して、「支配型」「依存型」「孤立型」の人は自分を愛することができないため、本当の意味で人を愛することができません。人から真の愛が得られないで苦しみます。また、自分に自信がないので、新しいことへの挑戦を避けようとします。このため、ネガティブスパイラルがかかり、いつまでも自信を持つことができません。

他責と自責のバランス

他の人との間に問題が起こったとき、「対等型」の人は客観的に判断して、自分にも悪いところがあったし、相手にも悪いところがあったと考えます。

ところが、「支配型」の人は相手が悪いと責めることになります。自分に悪いところがあったとしても、それを決して認めようとしません。

「依存型」の人は「あのとき自分がもう少しがんばっていたら」と自分を責めることになります。無意識では相手が悪いと思っていても、相手を責めることによりその人から嫌われるのではないかと不安になるために、決して責めません。

「孤立型」の人は他の人との間に問題が起こらないように、孤立しているので、人間関係の問題にはあまり巻き込まれません。たとえ巻き込まれたとしても、その問題から逃避しようとします。

慢性化しやすいのは依存型

私が関わってきた範囲では、慢性うつ病になる人のほとんどは「依存型」に属します。そこで「依存型」について、少し詳しく見ていくことにしましょう。

まず母親との関係です。先にもお話ししたように、子どもは母親からいつでも無条件に愛されることで、自分は母親から愛される大切な存在だと思い、自分に対する信頼感を獲得します。

逆に、母親の心が不安定で、子どもに対して機嫌がよいときと悪いときがあると、子どもは、自分がよい子でないと母親が愛してくれないと考えます。そこで子どもは母親の言いつけを聞き、よく勉強し、優等生になることで、母親から愛されようと努力します。この母親との関係は、その後の他の人への関係にも及び、すべての人に愛されようと努力することになります。これにより「依存型」のタイプが作られます。

フロイトは、心には意識の世界だけではなく、無意識の世界があることを発見しました。人は辛くて認めたくないことがあると、それを無意識の世界に押し込んで、意識しないようにするのです。このことを抑圧と言います。ちょうどゴミをゴミ箱に入れてふたをして、見えないようにするようなものです。

依存型の人は、根本的には「私はダメな人間だ」と考えているので、強い人に依存して、心の安定を得ようという戦略を取っています。このため、人から嫌われるのを恐れて、よい人を演じることになります。そのためには、自分の考えや感情を抑圧して、人に合わせることが必要です。誰にでもよい人を演じる「八方美人」になるのです。

自分を押し殺して、嫌なときにも「Ｎｏ」と言わないで、人に合わせていると、腹黒い人からは都合のいいように使われてしまいます。このため、人から搾取《さくしゅ》されることに強い怒りを感じるのですが、それを表出することはその人との関係を危険にするので、怒りを無意識に抑圧します。

このように、依存型の人は無意識に、嫌なことがどんどんたまっていきます。

また依存型の人は、人から「すごい人間なんだ」と認められることにより、心の安定状態を得ようとします。このため、勉強や仕事を几帳面に完全にしようとします。「がんばらなければならない」「完全にしなければならない」という強迫的な考えを持って努力し続けるのです。このため、依存型の人は学生時代には優等生であったり、仕事も実務をきちんとこなして信頼される部下であることが多いのです。

生きるための戦略が破綻

このような考えで生きているため、依存型の人は几帳面、まじめ、責任感が強い、手を抜くことができない、周囲に気を配るといったうつ病の人の病前性格を形作ります。

人は普段は、さまざまな心の安定を保つための方策により、悩みを解決しています。しかし、悩みが大き過ぎて、それまでの方策で対処できなくなると、心の病を発症します。

では、依存型の人はどのようなときに、うつ病を発症するのでしょうか。「強い人に依存して、生き延びよう」という戦略自体が破綻したときか、「私はすごい人間なんだ」という考えが破綻したときにうつ病が発症すると考えられます。

親や配偶者に依存して生きていた人は依存していた対象が亡くなったときにうつ病になります。フロイトの言う「対象喪失」です。

子どもを生きがいにしていたお母さんが子どもが就職や結婚で自立して家を出て行ったときにうつ病になることもあります。「空の巣症候群」と呼ばれ、これも依存対象の喪失にあたります。

上司が厳しい人で、いくら努力しても、結果を認めてもらえない場合にも、「私はすごい人間なんだ」という考えが破綻して、うつ病を発症します。

上司に依存して仕事をしていた人が、課長に昇進して、部下を支配しなければならなくなる場合にも、強い人に依存して心の安定を得ようという戦略が破綻して、うつ病を発症します。今度は部下を支配して心の安定を保ったらよいのではないかと考えられるかもしれませんが、長年生きてきた間に、依存型の性格を形作っていますから、簡単には支配型の性格には変われません。部下を怒ると嫌われるのではないかという恐怖心があるのです。このようなケースは「昇進うつ病」と呼ばれます。

がんなどの命に関わる病気になったときにもうつ病が発症します。人は生きていくために、他の人だけでなく、自分の体にも依存しています。その根底が崩れてしまうのです。

このように、いろいろなケースで安心して生きていくための戦略が崩れて、うつ病が発症します。しかし、うつ病になっても簡単には生き方を変えることができません。ダメな自分を「がんばらなければならない」という強迫的な考えが責め続けます。そして、それに応えられないため、「私はダメな人間だ」という考えを強化し、悪循環に陥ります。「私はすごい人間なんだ」という考えは完全に打ち砕かれ、「私はダメな人間だ」という考えが支配します。「私はすごい人間なんだ」と「私はダメな人間だ」のバランスが崩れると、もはや依存型では心の安定が保てなくなります。そして、孤立型に移行して、すべての人との関わりを断って孤立することにより、新たな心の安定を得ようとします。

もとから孤立型の人はなるべく人と関わらないで孤立することにより、心の安定を得ています。自分だけの世界で、「私はすごい人間なんだ」という孤高の世界を形作っているのです。しかし、依存型の人がうつ病になって孤立型に移行しても、「私はダメな人間だ」という考えが支配して、心の安定を得ることはできません。

このように、依存型の人を検討することにより、図7「うつ病の発症要因」の病前性格やうつ病の発症を説明できます。依存型の人は元々うつ病になりやすい性格傾向なのです。「支配型」や「孤立型」の人でも、突然がんで余命を宣告されるなど、生きるための戦略が破綻したときはうつ病となって、引きこもる可能性があります。しかし、支配型の人は他責傾向が強いため、うつ病になるネガティブスパイラルがかかりづらく、孤立型の人ももともと孤立した状態で安定しているため、依存型の人よりも、うつ病になりにくくなっています。私の今までのカウンセリングの経験では、最もうつ病になりやすいのが、「依存型」で、かなり差がありますが、次になりやすいのが、「孤立型」です。その次が「支配型」で、最もうつ病になりにくいのが「対等型」です。

葛藤・抑圧が大きいと慢性化する

上司のパワハラでうつ病になったり、100時間以上の残業が続いてうつ病になった場合は、上司を変えたり、残業の少ない仕事に変わればよくなります。この後、ずっと調子がよければ、軽いうつ病です。しかし、そのような環境調整を行っても、症状が長引いたり、再発を繰り返したりするのが、慢性うつ病です。

では、どのような場合にうつ病は慢性化するのでしょうか。ここでもやはり、人間関係のタイプが大きく関わってきます。

そもそもうつ病になりやすい依存型の人の中でも、とくに葛藤が大きい人、抑圧が大きい人は、自分に対する劣等感が強く、いったんうつ病になってしまうと、自分への自信を取り戻すことができません。うつ病になる前は、その強い劣等感を補償するために、誇大な「すごい自分」を形作って何とかバランスを取っていたのですが、もはやそのバランスが取れなくなってしまうのです。

120%がんばり続けることで「すごい自分」を保っていた人にとっては、うつ病がある程度よくなったときの70〜80%のがんばり度の自分は「ダメな自分」です。ダメな自分を「がんばらなければばならない」という強迫的な考えが責め続けます。しかしそれには応えることができないため、「私はダメな人間だ」という考えが強化されて悪循環に陥り、うつ病が慢性化するのです。また、いったんはよくなったと思っても、基本的には自信を失っている状態なので、ちょっとストレスがかかっただけで再発してしまいます。

このように、依存型の病前性格は、うつ病になりやすいだけではなく、うつ病を慢性化させやすいのです。

躁状態はなぜ生じるか

依存型の人は「私はダメな人間だ」と「私はすごい人間なんだ」という2つの考えがバランスを取って、心の安定を保っています。これに対して、躁うつ病の人は、2つの考えのどちらかが支配的となります。「私はすごい人間なんだ」という考えが支配しているときが躁状態で、「私はダメな人間だ」という考えが支配しているときがうつ状態です。

躁状態では「私はすごい人間なんだ」と寝る時間も惜しんで過活動を続けます。何カ月かこの状態を続けて、体も頭も疲れ果ててしまうとうつ状態に落ち込みます。疲れて何もする気にならないため、「私はダメな人間だ」という考えが支配します。しかし、じっとしている間に、疲れが取れて、エネルギーがたまってきます。すると、再び「私はすごい人間なんだ」という躁状態に転じます。このため、ある程度の周期で、うつ状態と躁状態が移り変わると考えられます。

9つの症状はなぜ起きるか

うつ病とは、動物が冬眠するように、辛いことが過ぎるまで、エネルギーレベルを下げて、じっと待っている状態です。このため、セロトニン、ノルアドレナリンといった神経伝達物質を減少させていると考えられます。

では、うつ病の9つの症状はどう説明できるのでしょうか。

「がんばらなければならない」という強迫的な考えと「私はダメな人間だ」という考えの支配により、抑うつ気分、興味や喜びの喪失、睡眠障害、強い焦燥感、疲れやすさ・気力の減退、集中力や決断力の低下が説明できます。

エネルギーレベルの低下により、食欲の減退、運動機能の減退が説明できます。

依存型の人はもともと自責傾向がありますが、「私はダメな人間だ」という考えの支配により、自責感がより強まります。

「がんばらなければならない」という強迫的な考えと「私はダメな人間だ」という考えのネガ

ティブスパイラルにより、生きていてもしかたがないと、自殺を考えるようになります。

日内変動と三寒四温はなぜ生じるか

うつ病の特徴の日内変動と三寒四温についてはどう説明できるのでしょうか。

朝は会社に行って、仕事をがんばらなければならないときです。しかし、いくら「がんばらなければならない」という強迫的な考えで自分を責めても、がんばれないために、抑うつ感が強くなります。夜は仕事をしなくてよく安らぐときなので、「がんばらなければならない」という強迫的な考えが弱まって、抑うつ感が弱くなります。これが日内変動ではないかと思います。

うつ病の人は抑うつ状態が辛いので、もう一度元気になりたいと思います。しかし、元気になったら、再びうつ病になった状況に戻らなければなりません。仕事でうつ病になった人は、治れば、また仕事を始めなければなりません。うつ病になった原因が取り除かれていたらよいのですが、そうとばかりは言えません。このため、うつ病の人は無意識にうつ病が治ることとうつ病が治らないことの間を揺れ動きます。どちらになるのも辛いのです。この心の揺れ動きが三寒四温ではないかと思います。

以上の慢性うつ病のモデルは私が慢性うつ病の人のカウンセリングを通して学んだことをまとめたものです。

この私の慢性うつ病のモデルについては、さらに考慮しなければならないことがいろいろあるのではないかと思います。読者の方々からいろいろなご意見をお寄せいただければ幸いです。

回復のためのロードマップ

4つのポイント

今まで説明したモデルに基づいて、慢性うつ病の人のカウンセリングを考えていきます。慢性うつ病の人のカウンセリングのポイントは「人間関係の構築」「悲しみと怒りの感情の表出」「慢性化させている要因の受け入れ」「強迫的な考えの消失」の4つだと考えています。

まずカウンセラーを信頼してもらう

慢性うつ病の人のカウンセリングをすると、最初はクライエントとカウンセラーとの間に高い壁を感じます。クライエントは、背後に人に対する強い不信感を持っており、表面的なことしか話しません。

カウンセリングが進んでいくと徐々に分かってくるのですが、この不信感は多くの場合、幼少期の両親に対する不信感にまでさかのぼります。両親に対する信頼感が確立できなかったために、自分に対しても信頼感を確立できていません。そのために、他の人に対しても信頼感を確立できていないのです。

人に対する不信感を取り除くために、カウンセリングでまず重要なことは、クライエントと信頼関係を構築することです。

最初にクライエントは、カウンセラーを信頼してもよいのか迷います。カウンセリングをキャンセルする、カウンセリングに遅れる、カウンセラーを怒らせる発言をするなど、いろいろな方法でカウンセラーを試します。この試みに対して、カウンセラーがクライエントのそれらの行為を受け入れると、クライエントは、この人は信頼してもよいだろうと感じ始めます。すると信頼している程度に合わせて、お互いを隔てていた壁が下がっていき、少しずつ自己開示を始めます。

ついに、クライエントはこのカウンセラーには何を話しても安心だという考えを抱きます。すると、カウンセラーに依存するようになります。これが進むと、多くの慢性うつ病の人は、幼少期に両親から得られなかった安心感を得ようとして、カウンセラーの前で幼児のように、泣いたり、怒ったり、寝たりを繰り返します。そして、クライエントの心は次第に安定していきます。カウンセラーに信頼されている自分に自信が芽生えてくるのです。

カウンセラーと十分な信頼関係で結ばれることにより、人に対して信頼感が生まれてきます。それにしたがい、カウンセラー以外の、家族、友人など周りの人とも信頼関係を構築したくなります。

今までは、自分の気持ちを隠した表面的な付き合いでしたが、お互いの気持ちを語る内面的な付き合いを求めるようになります。また、お互いの関係も支配と依存の関係ではなく、対等な関係を求めます。

周りの人と結びつくことにより、クライエントの心は安定し、自分に対する信頼感も生まれてきます。

治るという安心感

慢性うつ病の人は人間に対する不信感だけではなく、長期間の闘病生活を通して、自分のうつ病が治らないという絶望感と医師やカウンセラーへの不信感を持っています。「人間関係の構築」と並行して、これらに対応することが必要です。

「最近はよい抗うつ薬ができたので、薬を飲んで安静にしていればうつ病は治る」とよく言われます。最初うつ病になると、その言葉を信じます。そして、服薬である程度よくなります。

しかし、その後再発を繰り返したり、うつ病が慢性化すると、もう自分のうつ病は治らないと思ってしまうのです。そして、何とかうつ病を治そうと医師やカウンセラーを転々としますが、それでもなかなかよくならないと、医師やカウンセラーに対してだんだん不信感を持ってきます。

まずは自分のうつ病が治るという安心感を持ってもらうことが大切です。このために、慢性うつ病だった人がカウンセリングを受けて、よくなっていった例を説明します。何人かの話をすると、「自分のうつ病が治る」とまでは思えなくても、「もしかするとよくなるかもしれない」と心に希望の火がともります。

また、「前のカウンセリングをなぜ止めたのですか？」と訊ねると、多くの答えは3つになります。「見下されていた」「話を聞くだけで、どうしたらよいのかアドバイスをしてくれなかった」「自分の一番聞いてほしくないことばかり聞いてきて、辛くて行けなくなった」です。どれもカウンセラーとして、心に刻んでおく必要がある言葉です。

カウンセラーに対する不信感は、信頼関係が構築されていくうちに徐々に拭われていきます。

悲しみと怒りの感情を解放する

慢性うつ病の人のカウンセリングをすると、どのクライエントも悲しみと怒りという2つの感情を抑圧していることが分かってきます。

「私はダメな人間だ」と考えて生きていると、人間関係で傷つきやすく、「やっぱり私は独りぼっちだ」という強い悲しみの感情を持つようになります。

依存型の人が他の人から都合よく扱われると、「私はすごい人間」なのに、「何でこんな目に遭わなければならないんだ」という強い怒りの感情を持つようになります。

そして、うつ状態においては悲しみの感情が支配的ですが、躁状態では怒りの感情が支配的です。

誰に対してもよい人を演じている依存型の人にとって、他の人の前で、この2つの感情を表出して嫌われることは耐えられないことなので、無意識に抑圧します。

普段まじめでおとなしい人が、酒を飲んで酔っ払うと、泣いたり、怒ったりすることがあります。「泣き上戸」とか「怒り上戸」と言われます。これは、普段抑圧していた悲しみや怒りの感情が、酔っ払って感情を抑圧している意識が弱くなったために出てきたものです。

夜中に目を覚ますと、不安になったり、怒りを感じたりすることがあります。これも寝ぼけて意識が弱くなっているために、無意識に抑圧していた感情が出てきたためです。

認知症で症状が進むと性格が変わる人がいます。これも意識が弱くなって、今まで抑圧していた感情が表れてきたためです。

クライエントはカウンセラーや周りの人と信頼関係を築いて、自分に信頼感が生まれてくると、「私はダメな人間だ」「私は独りぼっちだ」という考えを抑圧する必要がなくなります。そうすると、カウンセリング中に、泣くことで今まで抑圧していた悲しみの感情を表出するようになります。

クライエントによっては、何時間も涙が涸《か》れるまで泣き続けることがあります。特に女性のクライエントの場合は、カウンセリング中に泣いて感情を表出することが多くあります。

悲しみの感情が十分に表出されて、「私はダメな人間だ」という考えが弱まってくると、心のバランスが崩れて、「私はすごい人間なんだ」という躁状態に転じます。そして、今まで押さえ付けていた怒りの感情が表出されてきます。

躁転移（うつ状態から躁状態への移行）においては、攻撃的傾向が出て周囲と衝突したり、乱費、ギャンブル、性的逸脱行為を起こすなどさまざまな問題が生じてきます。躁状態に転じて、この怒りの感情の表出されるときが、慢性うつ病のカウンセリングで最も難しいところです。

怒りが自分が嫌っている他者に向く場合は、その人と喧嘩をしたり、人間関係が険悪になるといった問題が生じます。また、「私はすごい人間なんだ」と思い、気が大きくなっているため、オークションでいろいろな商品を買ったり、車やマンションなど高額の商品を買ったりすることもあります。

躁転移に関しては、私もその度に、試行錯誤しています。本来は、怒りをカウンセリング内にとどめるか、怒りのエネルギーの流れを健全な方向に変えられたらよいのですが、なかなか難しいのです。

躁の症状も重い場合と軽い場合があります。重い場合は、躁に転じたことが分かった時点で、直ぐに主治医と連携を取って、薬をうつ用から躁用へ調整してもらう必要があります。入院が必要になることもあります。また、家族の人に、高額の買い物について注意してもらう必要もあります。

職場の上司に人間関係の問題を起こさないか確認してもらう必要もあります。そして、会社の人間関係などで問題が大きくなる場合は、主治医、上司、人事、家族と協力して、本人を説得して、落ち着くまで仕事を休んでもらう場合もあります。

躁状態が軽い場合は、活動的にはなりますが、それほど問題を起こしませんので、注意しながら見守ります。

躁状態は通常は2〜4カ月でおさまってくるのですが、無事に躁状態を脱せるとほっとします。

辛かった体験を受け入れる

周りの人と信頼関係を構築し、悲しみと怒りの感情を十分に表出すると、クライエントは自分の心が強くなったのを感じます。

そして、うつ病を慢性化させていた要因に向き合うことが可能になってきます。そういった要因をカウンセリング中に取り上げて、クライエントがそのときに感じた悲しみや怒りの感情も含めて、十分に受け入れることが次のステップとなります。

慢性化させている要因は、カウンセリングをしているうちに自然と分かってくることもありますし、幼少期から人生を振り返ってもらっているうちに分かってくることもあります。

父親や母親や兄弟との問題、配偶者や子どもとの問題、上司や部下との問題、恋人との問題、病気や健康上の問題、性的な問題、金銭的な問題などさまざまな問題が取り上げられます。

1つ1つのテーマに時間をかけて、取り上げていきます。クライエントは今まで避けてきたこれらの問題を受け入れることにより、心が解放されていきます。

「がんばらなくていい」と思えるか

最初に慢性うつ病の人のカウンセリングをしていたときは、「人間関係の構築」「悲しみと怒りの感情の表出」「慢性化させている要因の受け入れ」の3つのステップを行うことで十分だ感情が改善されても、うつ病の人独特の疲労感が残っていることが分かってきました。これはうつ病の人がほとんど何も活動していないのに感じる疲労感です。

うつ病の人は、「私はすごい人間なんだ」という考えを実現するために、「がんばらなければならない」「完全にしなければならない」という強い強迫的な考えを持っています。それで、何もしていない自分を責めてしまいます。このため、何もしていないにもかかわらず、非常な疲れを感じるのです。

「人間関係の構築」「悲しみと怒りの感情の表出」「慢性化させている要因の受け入れ」の3つのステップを行うことにより、「ダメな人間」でも「すごい人間」でもなく、「普通の人間」で、心の安定が得られるようになっています。このため「私はすごい人間なんだ」という考えを持つ必要がなくなっています。もはや「がんばらなければならない」「完全にしなければならない」という強迫的な考えを持っている必要がないのです。

そこで、この「がんばらなければならない」「完全にしなければならない」といううつ病の人独特の強迫的な考えの認知を変えていきます。「がんばらなくてもいい」「完全にしなくてもいい」ということをきちんと理解してもらい、実際の行動を意識的に変えていくのです。この強迫的な考えに関する認知を変えることにより、クライエントはうつ病独特の疲労感から解放されることになります。これが第4のステップです。

「もう大丈夫」という実感

以上4つのステップを通して、慢性うつ病の人はうつ病の抑うつ感と疲労感から解放されます。そして、自分のうつ病が治ったことを実感します。

これら4つのステップを十分に行ったクライエントは、カウンセリングの終了時に「うつ病が治って元気になって、自分が一番驚いている。もううつ病が再発することはないと思う」「うつ病が治って、病気になる前の状態に戻った。もう大丈夫だ」「心も体も本当に軽くなった。うつ病の状態には絶対に戻らないと思う」などと語っています。

本書で紹介したケースのほか、私が取り扱った慢性うつ病のクライエントは、カウンセリングが終了してからいずれも3年以上が経過していますが、うつ病は再発していません。

薬については医師の指導を

ここで薬について少しお話ししておきましょう。

クライエントは、私のカウンセリングを受けるのと並行して医師にもかかり、抗うつ薬を処方してもらっています。薬を飲んでもうつの諸症状は続いているわけですが、症状が悪化するのを防ぐという意味では薬が効いていると思われます。

私が関わった範囲では、カウンセリングにより慢性うつの症状がよくなった後でも、30%ほどの人は抗うつ薬を飲み続けています。軽いうつ病の場合は、症状がなくなった後、半年から1年間ほど薬を飲んで、服薬は終了します。しかし、慢性うつ病の場合、「10年以上うつ病だった人はずっと薬を飲み続けた方がよい」と考える医師が少なくなかったり、またクライエント本人も、長年飲んできた薬を止めてしまうことに不安感を持つといった事情から、服薬を続けるケースがあるのです。

私はカウンセラーなので、薬について意見を言う立場ではありません。ただ、本人が「もう治った」と確信できるまでによくなったのであれば、あくまで主治医と相談の上ですが、薬の量を減らしていく方がよいのではないかと思います。

人生を見直すチャンス

4つのステップを行うことにより、クライエントは過去のしがらみから解き放たれ、関心は自分の将来に移っていきます。人によっては、その後のキャリアについて話し合うこともあります。

カウンセリングが終わりに近づくと、クライエントは、辛いと思っていただけのうつ病が、

図10　慢性うつ病のカウンセリング

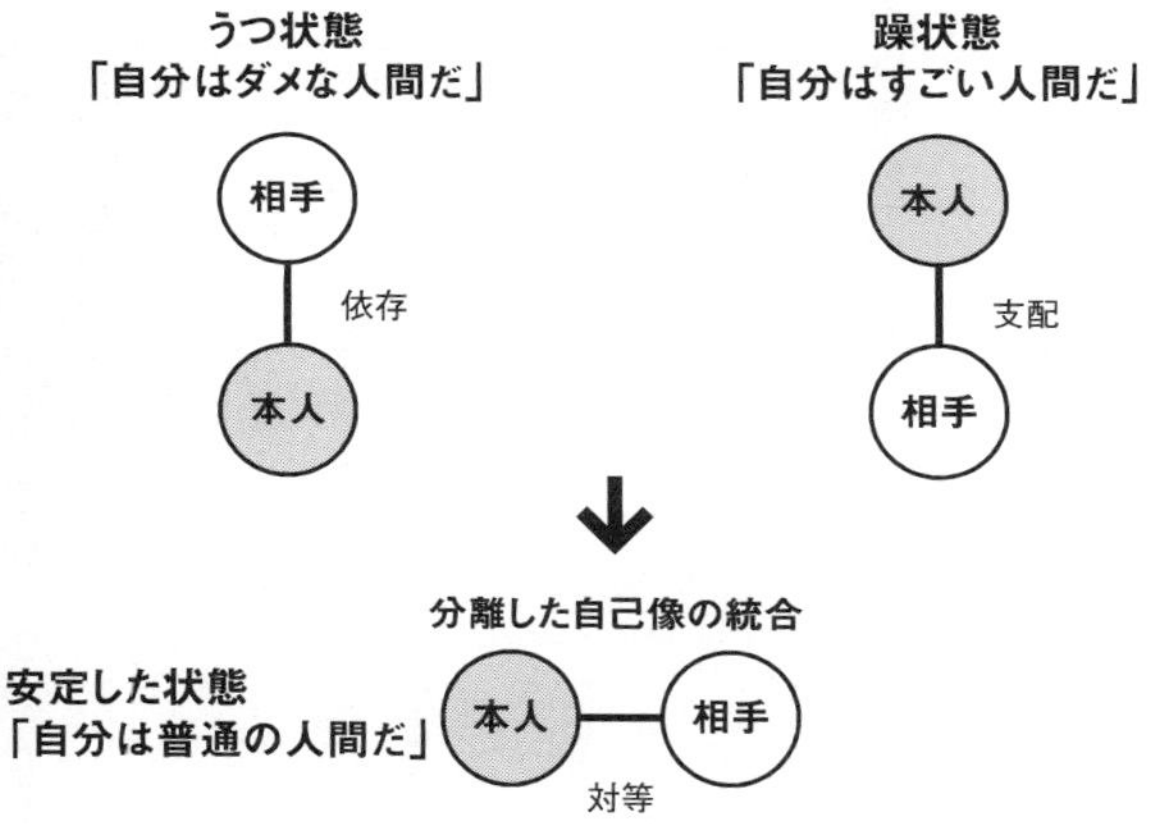

自分の人生を見直すチャンスとなり、人生に対する考え方が変わってきたことが分かってきます。うつ病になったことに感謝することもあります。

カウンセリングの最後では、クライエントの心は成長し、もはやクライエントはカウンセリングを必要としなくなります。そして、カウンセラーをおいて、旅立っていきます。ちょうど、思春期に子どもが両親を必要としなくなり、自立していくようなものです。このようにして、カウンセリングは終了となります。

終了後も、仕事や人間関係の問題で困ったときに、私のところに相談にくることがあります。しかし、そういった場合は大体1～2回話を聞くだけで終わりになります。

図11　うつ病の治療法

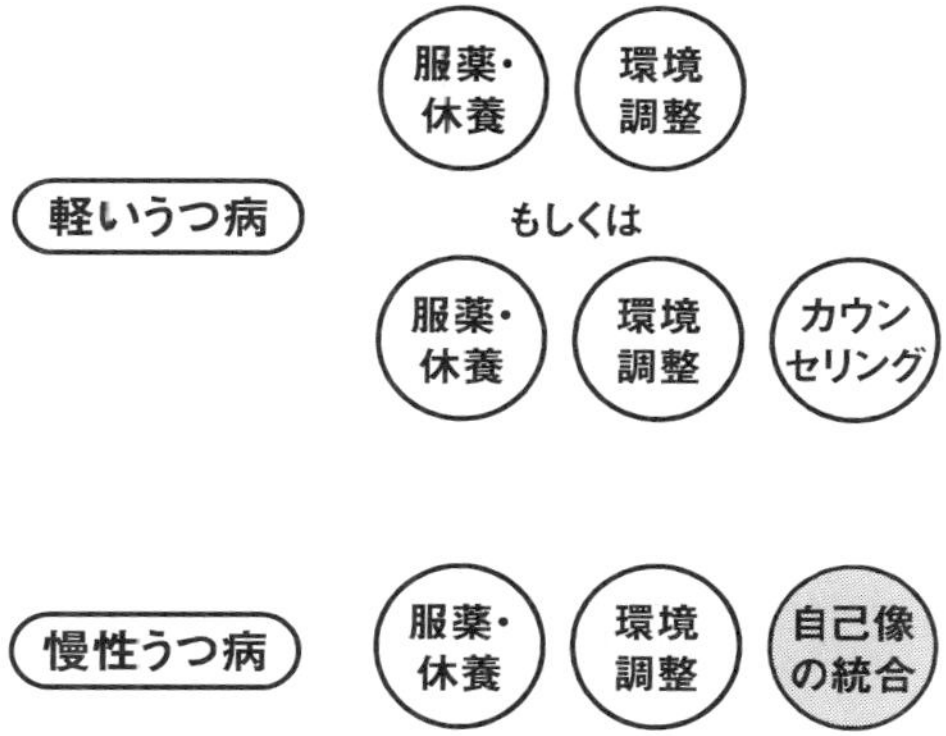

自己像を土台から建て替える

慢性うつ病の人のカウンセリングとは、一言で言えば、図10のように「ダメな人間」と「すごい人間」という分離した2つの自己像が「普通の人間」という自己像に統合される過程です。

ただ、「自己像の統合」を行うためには、30〜60回のカウンセリングが必要となります。期間も1年から2年もかかります。このため、すべてのうつ病の人に「自己像の統合」を行うカウンセリングが必要だとは考えていません。

軽いうつ病の場合は、図11のように、服薬、休養、環境調整で十分な場合もありますし、カウンセリングを行うにしても、第2章で説明した3〜10回の軽いうつ病のカウンセリングを行ったらよいと思います。

しかし、その後、うつ病が再発を繰り返したり、慢性化した場合は、たとえ時間がかかったとしても、今まで説明した4つのステップを通して「自己像の統合」を行うカウンセリングが有効です。「自己像の統合」のカウンセリングにおいても、服薬、休養、環境調整を併用することはもちろん必要です。

クライエントの心を家にたとえると、住みにくくなった家の問題を扱うのに、軽いうつ病のカウンセリングは、内装を改修したり、屋根の雨漏りを修理することにあたり、「自己像の統合」のカウンセリングは土台から建て替えることにあたると考えられます。

「三つ子の魂百まで」と言いますが、3歳までがその人の人生に対する考え方の土台にあたり、その土台に問題がありうつ病が長期化している慢性うつ病の人においては、時間がかかっても土台から作り替える必要があるのです。

新型うつ病とはこんな病気

母親に甘やかされたという共通点

次に、新型うつ病のモデルとカウンセリングについて考えてみます。慢性うつ病のモデルと

図12　両親との関係

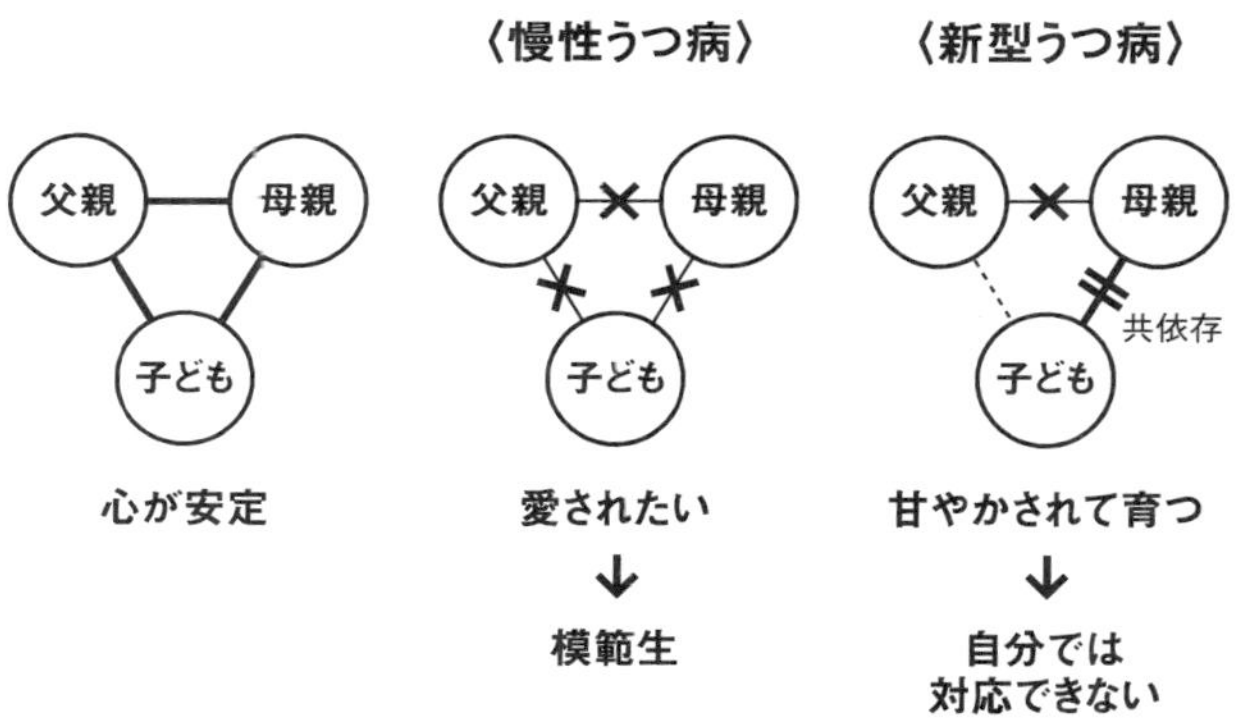

カウンセリングほどには考えがまとまっていないのですが、現時点で考えていることを説明します。

慢性うつ病の人と新型うつ病の人の両親の関係を図12に示します。この図をまとめるにあたり、広瀬徹也先生が1977年に提唱した「逃避型抑うつ」の両親との関係を参考にしました。

逃避型抑うつとは、「出社困難などのかたちで典型的なエリートサラリーマンに多く見られる。週末は元気で、月曜になると落ち込む傾向があったり、連休明けに仕事に行くのが嫌だったりする。自分を認めてくれる上司の下ではすごく張り切って仕事ができるのに、苦手な上司の下では落ち込んで働けなくなったりする。プライドが高く、それを傷付けられることをすごく嫌がる」といった特徴があると考えられています。

広瀬先生は「息子が長ずるまでの母親の過保護、過干渉、学歴社会と大学の学生の自主性を育てない、厳しさを欠く教育環境の影響が認められる」と書いています。

逃避型抑うつと新型うつ病を比較すると、逃避型抑うつの方が社会的役割と一体化しようとする、新型うつ病の方がパーソナリティがより未熟であるなどの違いはありますが、25～30歳前後の発症年齢や逃避傾向、背景にパーソナリティの問題が認められるなどの共通点があります。

新型うつ病の人のカウンセリングをしているうちに、両親との関係が逃避型抑うつと同じではないかと考えるようになりました。両者は幼少期の両親との関係は同じですが、成長する過程での時代環境の違いにより、若干の違いが生まれているのかもしれません。

私がカウンセリングした新型うつ病の人に共通する特徴は母親から甘やかされて育ったということです。若い人ばかりでなく、40代の人でも、母親から甘やかされて育った人は、従来型うつ病ではなく、新型うつ病の症状となります。図12では父親との関係は疎遠に書きましたが、父親からも甘やかされている場合もあります。

甘やかされて育つのは、たっぷり愛を与えられているので、問題ないのではないかと思われるかもしれません。しかし、甘やかすということは、子どもが何をやっても怒らないし、ほしいものはすべて買ってあげて、嫌なことはすべて代わりにやってあげるということです。

本当の愛は、子どもがやってはいけないことをすればきちんと注意しますし、ほしくても子どもにふさわしくないものは買わないでがまんさせます。子どもができることは自分でやらせて、失敗しないように見守っているものです。

甘やかすとは、子どもから嫌われることを恐れるために、子どものいいなりになってしまうことなのです。

母と子の共依存関係

ここまで、人間関係のつくり方を「対等型」「支配型」「依存型」「孤立型」の4つのタイプに分けてお話ししてきましたが、新型うつ病の人の母親との関係は、「依存型」の変形である「共依存」の関係となります。「共依存」とはお互いに依存し合っている関係です。

甘やかされて育つと、子どもは母親が何でもしてくれるため、自分からは何もしなくなります。母親に依存して生きることになるのです。逆に、何でも自分の思い通りになる母親を支配してもいます。母親に何でもしてもらって、本人は母親からほめられる勉強や習い事に専念します。

母親の側もそうです。何でも子どもの言うことを聞いて、子どもに依存していますが、子どもが生きる力をなくし、自分を頼りにすることにより、子どもを支配してもいるのです。両親の仲が悪くて、本来夫にいくべき関心がすべて子どもに向いていることも多いようです。

このようにして、母親も子どももお互いに支配・依存し合い、病的な強い絆で結ばれます。

低い対人能力・ストレス耐性

母親と共依存の関係を作り、がまんしないで、母親に何でもしてもらい、温室のような環境で過ごしていると、生きていく力が育ちません。対人能力とストレス耐性が育たないのです。

学生時代はそれでも何とかなるのですが、会社に入ったとたんに、温室から突然追い出され、自分の力で生きていかなければならなくなります。ここで直ぐに挫折してしまいます。仕事を自分でこなすことができません。職場の人との人間関係でもつまずきます。上司から少し怒られても落ち込んでしまいます。

仕事ができなくて、プライドはボロボロなのですが、学生時代に勉強ができたことを自分のよりどころにして、こんなつまらない仕事は自分には向いていないと思おうとします。

慢性うつ病では、自分のすべてを否定しているので、常に抑うつ気分があります。しかし、新型うつ病では、自分を否定しないで、仕事の内容や上司などを否定しているので、仕事から離れれば抑うつ気分はある程度改善されます。

父性的対応で自立を促す

新型うつ病のカウンセリングも基本は今まで説明してきた軽いうつ病のカウンセリングや慢性うつ病のカウンセリングと同じです。従来型うつ病と新型うつ病は、いろいろな違いはありますが、カウンセリングの目標はどちらも依存関係から自立することなのです。

ただし、新型うつ病のカウンセリングでは注意しなければならないことが4点あります。

1つめは、社会の決まりや仕事の仕方、人との付き合い方についてきちんと教える教育的な要素が必要だということです。

2つめは、会社や親のせいにする他責的な傾向から、自分を見つめて、変わろうと内省するように導くことです。

3つめは、母親との共依存の関係を解消することです。このことは母親にもきちんと理解してもらわなければなりません。解消が難しい場合には、別居などによって、物理的に母親との関係を離す必要があることもあります。

4つめは、嫌なことに、逃げずに向かっていけるようにすることです。

新型うつ病のカウンセリングも、慢性うつ病と同様に30～60回かかります。

新型うつ病のカウンセリングで最後に現れるのは、「自分は何もできない」という無力感です。この無力感が、新型うつ病特有の体のだるさになっています。この無力感を受け入れることにより、クライエントは新型うつ病が治ったことを実感します。

従来型のうつ病では、カウンセラーは母性的立場に立つことが多いのですが、新型うつ病では、母性的立場で受容するばかりではなく、父性的な立場で教育することも必要となります。

また、新型うつ病の人の年齢が上がって中年になると、自分の意見が固まってきて、変わるのが難しくなってきます。このため、よりカウンセリングに時間がかかります。「鉄は熱いうちに打て」と言いますが、新型うつ病もなるべく若いうちに対応することが有効です。

第4章

一生治らないと思っていた

――「慢性うつ病」のカウンセリング

「慢性うつ病」3人のケース

第3章で慢性うつ病のモデルとカウンセリングについて説明しましたが、実際に私がカウンセリングを行った慢性うつ病の3事例を紹介します。カウンセリングは主に週1回、時間は原則60分ですが、話の内容によっては、延長して90分行います。回数は大体30回から60回かかります。それぞれのカウンセリングはその人の人生を凝縮しています。詳しく書くとそれぞれ本1冊位の分量になるほどです。

以下、「 」はクライエントの言葉、〈 〉は筆者の言葉を表します。

典型的な親子の葛藤——Dさんの場合

［クライエント］

Dさん、男性46歳（初カウンセリング時）

［問題の経過］

12年前に、担当していた商品のトラブル、弟の自殺が重なって、うつ病になる。3カ月間入院し、2年間休職する。その後、業務負荷の少ない部署に復職するが、上司との人間関係で、再度異動する。異動先でも、再度休職し、復職後も休みの多い状態が続いていた。

［面接期間・カウンセリングの回数］

03年9月〜05年8月、72回

［性格］

模範生、依存的、逃避傾向

［家族構成］

妻、娘1人、息子1人

［カウンセリングの流れ］

第1期　基本的信頼関係確立の時期

Dさんのカウンセリングを依頼されたが、欠勤状態のため、自宅に伺う。Dさんはパジャマ姿で現れ、「眠れなくて気分が優れない。医者には会社に行かないように言われている。調子の波があり、調子がよいときは出社できるかもしれない」と弱々しい声で、ゆっくりと話す。睡眠障害、食欲の減退、抑うつ気分、気力の減退などの症状を語る（1回）。

10月初めから出社する。「人と話すのが苦痛で、会社に出社したくない。会社にいるととても疲れる」と出社への辛さを語る（2回）。

趣味の写真、作成しているホームページの話をする。人に対して不信感が強く、ホームページで友だちになった人とメールを介して繋がっている（3回）。

「仕事が忙しく、弟の自殺が重なって、消耗しきって入院した。それ以来立ち直れない」と自分から病気になった原因の話をする。弟の自殺がうつ病の引き金になっていると思われたため〈弟さんが自殺して、Dさんの心のバランスが崩れたのですか？〉と訊ねる。Dさんは無言。〈弟さんのことを考えるのが辛いですか？〉「辛い」と泣き出す。弟が自殺して10年以上経過しているが、未だに弟の死を受け入れることができないと考えられる（4回）。この時期、妻とも会話が少なく、Dさんは家族の中でも孤立した状態であった。

11月中旬、上司のL課長の言葉に傷つき、「長い間、ありがとう。もう生きていく自信がない。妻と子どもを残していくのが心残りでしょうがない。でももう何もできなくなってしまった。さようなら」というメールを妻に送って、失踪《しっそう》する事件が起きる。自殺の可能性を考え、

Dさんの妻と一緒に、行く可能性のある場所を調べるが、手掛かりがなかった。夕方、妻の携帯電話に「家族のことが頭から離れず死ねない」とメールが入り、夜泣きながら帰宅する。

「今までは会社に行ける時期と行けない時期を繰り返していたが、前よりも体調がよくなって、会社に行けるようになってきた」〈今までは何かのきっかけがあって会社に行けなくなったのですか？〉「特に自分では思い当たることがなく、会社に行かなければならないと思いながら、会社に行く途中で帰ってしまった。病気をしてから、人間関係が嫌になり、会社が嫌な場所になった」失踪した事件の後、少し安定してきた（6回）。

「心が少しずつ安定してきている。カウンセラーと毎週話すのが役に立っている。とても感謝している」と筆者への感謝を述べる。この頃から、Dさんの話の内容が深まり、筆者との信頼関係が構築されてきたのを感じる（9回）。

「小さい頃から人と意見が合わないと人に合わせた。以前は人に合わせることがそれほど嫌ではなかったが、今は嫌だ。先日、L課長からの飲み会の誘いを1日悩んだすえ断った。断ってとてもすっきりした」と少し自主性が出てきたのを感じさせる（10回）。

この期間中に、Dさんは出社できる状態まで回復した。

第2期-I　悲しみの感情の表出期

「ここ2〜3日、調子が悪い。気持ちが沈み、体がだるい」〈何かきっかけはないですか？〉「L課長のことが気になる。言っていることは理解できるがついていけない」〈今何が必要だと思いますか？〉「休養。土曜、日曜も仕事のことを考えて心が休まらないので、休養にならない。すべてを忘れて休みたい。うつ病になってから、入院しているときが一番心が安らかだった。周りから守られていた」〈守られている場所や守る人が必要ですか？〉「カウンセラーが支えになっている。1人で悩むのが辛い」と泣き出す。この頃から、カウンセリング中に、泣いてそれまで抑圧していた感情を表出するようになってきた（11回）。

「以前に較べると、調子がよい期間が長く、調子が悪い期間が短くなっている。今までは悪くなるとずっと続いたので、前とは違っている」この後、じっと目を閉じて50分間沈黙していた。その様子は、母親に見守られて、安心している幼児のようであった。「こんなにリラックスしたのは、退院してから初めて」と語る（12回）。

「調子のよい状態を継続している」と語ると眠ってしまう。時々起きるが、目を閉じてじっとしている。「カウンセリングをすると安心して、疲れが出る。終わった後はとてもリフレッシュできる」（14回）

職場の人とのトラブルを話す。「どれも些細なことだが、心に残って離れない。考えがネガティブスパイラルに入っている。周りの人から離れて1人になりたい」とカウンセリングの間中涙ぐんでいた（15回）。この時期は安心して眠ることと泣いて悲しみの感情を表出することを繰り返した。

「自分が明るいので、妻と子どもも明るい」と嬉しそうに語る。〈カウンセリングを始めて、半年になりますが、どうですか？〉「調子がよく、続けて会社に行けているが、カウンセリングをしていなかったら、前のように会社に行ったり、行かなかったりを繰り返していたと思う。今までは、会社でびくびくしていたが、話を聞いてもらえる人がいると安心できる。何でも話せるので、気持ちが楽になる」と振り返る。悲しみの感情を表出して、安定してきたのを感じる（22回）。

第2期-Ⅱ 怒りの感情の表出期

これまでは、L課長の言うことにすべて従っていたが、この頃からL課長の言うことに疑問を感じ、対立するようになる。L課長と意見が対立して、怒られては、次の日から休むことを繰り返す。そして、04年5月にはほとんど会社に行くことができなくなる。6月に再度家を訪問する。「体がだるくて会社に行けない。会社のことも家のこともどうでもよくなった。L課長の言うことはよく分かるが、そうできない自分がいる」（30回）

「1日も早く現在の部署を出たくなった。L課長が部下を怒っているのを聞いているのが耐えられない。9月中に別の部署に変わりたい」この頃から、L課長を否定する気持ちが強くなってきた（33回）。

「L課長と話して考えが少し理解できた。L課長が、私にわざと意地悪をして、ストレスを与えている。つまり、私を思ってくれているのだと思う」とL課長の自分に対する行為を合理化しようとする（34回）。

この時期は、L課長を肯定することと否定することの間を揺れ動いていた。9月に、L課長と喧嘩をして、会社を辞めようとする事件が起きる。

〈Dさんの心が強くなってきたように感じる〉「それは自分も感じる。心が強くなったので、L課長と喧嘩したのだと思う。今までなら、喧嘩しないで言うことに従っていた。L課長は、心が温かい人だと思ってきたが、疑問を感じてきた」（35回）

「M部を出て、異動したい。L課長の嫌な面をたくさん見てきたが、本当は心の温かい人なのだと思っていた。しかしあまりにもL課長の言っていることとやっていることが違うので、カウンセラーにメールしたところ、『言うこととやっていることが違っている人は、やっていることがその人の本当の姿だ』という返事をもらった。最初はその言葉の意味が分からなかったが、L課長の言動を観察しているうちに、カウンセラーの言っている通りだと思った。それから急激にL課長のことが許せなくなってきた」とL課長への怒りを語る（38回）。

この後、Dさんは今まで抑圧してきたL課長への怒りを爆発させる。この怒りの爆発により、Dさんの状態はうつ状態から躁状態に転じ、その怒りは、L課長への批判へと向かう。このため12月、会社はDさんをM部から別の部署に異動させる。

第3期　慢性化要因の受け入れの時期

L課長への怒りの感情の表出が落ち着くと、Dさんは躁状態から、非常に安定した状態になる。

異動先の部署で、最初は業務内容と人間関係でストレスがかかるが、次第に適応していく。「今回のことは家族の問題です。これを強く実感しました」と自分の仕事の問題を家族の問題に位置付け、家族との結びつきを強める。「今朝、妻から本当に強くなったと言われた。自分でもそう思う。自分がいい方向に進んでいることは間違いない。自分がここまで回復できたのは、家族への思いかもしれない。遅い春になるかもしれないが、冬の次に春が来ることを固く信じている。冬のままでは終わらすつもりはない」とDさんもうつ病の回復に自信を示し始める（40回）。

この後、Dさんは弟の自殺や両親に対する不満を語り始める。Dさんが今まで避けてきた心の葛藤に直面する力がついてきたのを感じる（42回）。そこで、今後のカウンセリングでは今までの人生について振り返ってもらうことにする。

「父と母には、小さい頃からよい思い出がない。両親のことが嫌いだった。優しくしてもらった記憶がない。父と母はいつも喧嘩をしていた」とほとんど両親の愛情を受けないで育った幼少期を語る（43回）。

「小学校からずっと学級委員をやっていた。先生の言うことをよく聞いて、まじめな生徒だった。親には嫌でも逆らわないようにしていた。中学は反抗期の年齢だが、両親に反抗しなかった」〈自分の気持ちを隠してよい子を演じていたように思えるのですが、いかがですか?〉「そうかもしれない。人と合わないときは人に合わせてきた。学校でも喧嘩をしなかった。ずっと自分を押さえていた」と模範生だった小学校、中学校時代を語る（44回）。

「会社に入ってから仕事は忙しかったが、やりがいがあった。13年前にうつ病になってからは病気の再発に悩まされた」〈自分の人生を振り返って、気づいたことを教えてください〉「病気になるまでほとんど挫折がなく、そのために挫折が深くなった気がする。ただ、心の奥では何かしら問題を抱えていたのかもしれない」と今までの人生を振り返った（45回）。

Dさんの今までの話を伺って、弟の自殺、2回の自殺未遂、幼少期からの両親との葛藤がDさんのうつ病の慢性化に大きく影響していると考えられた。このため、この後のカウンセリングでは、それらの要因を順番に取り上げて、受け入れていく作業を行った。

まず弟の自殺について話を聞く。「弟も私も両親が嫌いだった。友だちとも表面的な付き合いで、弟だけが心を許せる家族だった。両親が弟を自殺に追い込んだと思う。弟の自殺後、2年間自分の部屋に引きこもり、弟の写真を眺めていた。家内に食事を部屋まで運んでもらい、誰とも連絡を取らなかった。今まで弟のお墓参りに行ったことがない」と泣きながら、弟の自殺について、詳細に語った。弟の墓参りに行ったことがなく、未だに自殺を受け入れられない状態なのだと考えられた（47回）。

2回の自殺未遂の話を聞く。「最初に自殺しようと思ったのは2年間部屋に閉じこもっていたとき。特にきっかけはないが、生きているのが辛くなったのだと思う。首を吊って、死のうとした。2回目はL課長との人間関係に疲れ果てていたときで、ビルの屋上から飛び降りて死のうとした。2回とも死ぬ前に、家族の写真を見ていたら、死ねなくなった。自殺しようとするときは、人との関係がなくなって、独りぼっちのときだ。今は自殺しなくてよかったと思う。今まで、この話は誰にもしたことがない。自分でも考えるのが嫌で、考えないようにしていた。こんなに喋れた自分に驚いている。すごいことだと思う」と語り、今まで避けていた内容を受け入れ始めたのを感じる（53回）。

父親の話を聞く。「父は子ども嫌いだったのか、抱いてもらった記憶がない。運動会や参観日にも来るのが嫌で、来なかった。父に遊んでもらったことがほとんどないので、その反動で自分は子どもを可愛がったのかもしれない。父は家でよく母と喧嘩をしていた。離婚の話もよく出た。何回か母が実家に帰って、何日も帰って来なかった。父は仕事人間であったが、非常識だったので、仕事がうまくいかなかった」と父親のことを振り返った。最後に「父も向かない仕事をして大変だったのだろう」と父親に同情する言葉も聞かれた（57回）。

母親の話を聞く。「母は家事をするのが嫌いで、家はめちゃくちゃだった。母から優しくされたことがないので、母親のイメージがない」と幼少期より母親の存在が希薄だったことを語る。また、「両親も年を取ったので、以前よりも気にするようになった」と両親を気遣う言葉も聞かれた（59回）。

「カウンセラーに弟の自殺、自分の自殺未遂、両親のことを話して、本当に心が軽くなった」と後にこの時期のことを振り返った。

第4期　アイデンティティ確立の時期

「今まで両親や友だちに相談をしたことがない。友だちとも表面的な付き合いをしていた。人が嫌いで人間不信だった。2年間部屋に引きこもったときは、誰とも会いたくなかった。カウンセリングをしているうちに、少しずつ人が嫌いではなくなってきた。その頃から、妻や子どもとの仲もよくなり、よく話すようになった。友だちとも付き合えるようになってきた」とカウンセリングを通して、家族や友だちと結びついてきたことを語る（63回）。

「今まで、私は人間社会を弱肉強食の世界と思っていた。漠然とだが、今は違う気がする。弱い自分でも、何とか、生きていける。これって、何でしょう。自分をとりまく『人』でしょうか。『人』が苦手な私を助けてくれるのは『人』でしょうか」と周りの人との人間関係を通して、人間社会に対する見方が変わってきたことを語る（64回）。

「今まで5人の医者と2人のカウンセラーに診てもらったが、本当に信頼できる人はいなかった。緒方さんが初めて信頼できる人で、出会っていなければ、家族はめちゃくちゃになっていたと思う」と筆者への感謝を語る。また、周りの人に対する感謝の気持ちも芽生えてきた（66回）。

〈Dさんに、自分を大切にしてほしいということをお願いしたいです。自分を大切にして自分が幸せであれば、他の人にも幸せになってほしいと思います〉「自分を大切にするということは、今まで自分の中から抜けていたことだ。2年間部屋で引きこもっていた間は、鏡で自分の顔を見て、『おまえは嫌いだ』と言っていた。これからは自分を大切にするようにしていきたい」と筆者の言葉に理解を示す（68回）。

「今の職場がとても気にいっている。仕事と別に、何かメンタルで問題のある人の役に立ちたい。定年後は、ボランティアをして、少しでも人助けができればと考えている」と現在の仕事と社会貢献について語る。「12年間何をしても治らなかったので、もう自分のうつ病は治らないと思い、なるべくうまくうつ病と付き合っていこうと考えていた。実際にうつ病が治って元気になって、自分が一番驚いている。妻もとても驚いている」と自らうつ病が治ったと語る(69回)。

「最近、家で時間を持て余すようになった。以前の自分は疲れて、休むことばかりだったが、心と体が元気になり、活動的になった。自分が元気だと、家族も元気だ。生活もだんだんと規則的になってきている。すべては家族のためにと思っている。家族4人で、食事をしていると、このうえない幸せを感じるようになった。その基本となる自分の働きがとても重要に感じる。自分が家族を後ろから、支えている気がする。家族の笑顔を見ると、いっそう強く感じる」と仕事の重要さを自覚し、家族の中にしっかりと自分の役割をとらえるようになった(70回)。

これらの発言とともに、05年の1月から7カ月間、休まずに勤務を継続していたため、もうカウンセリングを終了しても大丈夫だと考える。〈そろそろ、Dさんとのカウンセリングを終了して、これからはDさんが必要なときにカウンセリングを行っていきたいと思うのですがどうですか?〉「それでいいと思う。困ったときに相談できるというだけで、十分心の支えになる」とDさんもカウンセリングの終了を受け入れる(71回)。

Dさんが弟の死を受け入れるためには、弟のお墓参りに行く必要があると考えていた。Dさんから弟の自殺の話を聞いたときに、弟のお墓参りを勧めたが、自分だけでは気が進まないようだったので、カウンセリングの最後に一緒に弟のお墓参りに行くことを提案した。お墓参りの前は「今日のお墓参り、怖いです。本当は行きたくないです」と語っていた。

お墓参りでは、終始涙ぐみ、拝んだ後、ずっとお墓に触れていた。お墓参りの後で、「やはり今日は、連れて来てもらってよかったと思う。弟の死を受け入れられた気がする。今後は両親と来ます」と語る（72回）。

Dさんのうつ病は、弟の自殺とともに始まったが、弟の死を受け入れ、家族との関係を築き、両親との心のわだかまりもある程度解消して、2年弱に及んだカウンセリングが終了した。

［解説］

以下、4期に分けてDさんのカウンセリングの考察を行います。

相手を試しながら心を開く――第1期

カウンセリングを始めた頃、カウンセリングを休んだり、時間を変更したりと、筆者を試す行動が多くみられました。こういった行動を通して、筆者を本当に信頼してよいのか確認していたと思われます。そして、筆者を信頼している程度に合わせて、趣味の話、仕事の悩み、うつ病になった原因と自分を開示していきました。

カウンセリング終了時に、この時期のことを「最初、カウンセラーはとても頼りない印象だった。しかし、話をしていると、とても心が和んだ。少しずつカウンセラーと心が繋がっていくのを感じていた」と振り返っています。この時期の後、筆者への感謝の言葉が多くなり、依存傾向を感じさせるようになりました。

泣く、そして上司への反抗——第2期

「悲しみの感情の表出期」に、Dさんはカウンセリング中、眠ることを繰り返しました。それはまるで、幼児が母親の前で安心して眠っているようでした。Dさんが生まれて初めて味わった、何の不安もなく過ごすことのできる空間であったと考えられます。また、筆者の前で泣くことにより、今まで抑圧してきた悲しみの感情を解放していきました。

この時期のカウンセリングを通して、幼児期に母親との間で得られなかった基本的信頼関係を筆者との間で構築していたのだと考えられます。そして、Dさんは「いつからか分からないが、人に対する不信感があった」と話しましたが、筆者との信頼関係を通して、人に対する信頼感を確立していきました。

Dさんと妻は12年以上にも及ぶうつ病の闘病を通して、お互いに心が離れていたと想像されます。しかし、この時期から次第に、夫婦間で会話を始めていきます。そしてDさんと妻は、Dさんの病気や仕事の問題を家族の問題として捉えます。そして、子どもとの関係も改善していきました。

「怒りの感情の表出期」において、DさんはL課長と対立するようになります。L課長がDさんに対して言っていることとやっていることが違っていることによって、Dさんの心は戸惑い、体調を崩します。

この頃、DさんはL課長が自分を怒るのは自分のことを考えてくれているためだと、L課長の言動を合理化することによって、心の安定を求めようとします。しかし、カウンセリングを通して、L課長のやっていることが本当の姿だと理解します。このため、DさんはL課長からの自立を試みます。

L課長への反抗は強い怒りとなり、Dさんの状態は躁状態へと転じました。そして、数カ月に及ぶ強い怒りの感情の表出後に、Dさんの心は安定していきました。Dさんは後に、「L課長の性格は父の性格に非常に似ている」と語っています。Dさんは思春期に両親に反抗しませんでしたが、L課長に反抗することは父親へ反抗し、父親を乗り越えていく作業だったと考えられます。

弟の自殺、両親との葛藤を受け入れる――第3期

うつ病が慢性化している場合には、長期化させている要因が考えられます。Dさんの場合、両親に愛されないで育ったため、人に認められようとして努力する、依存的、まじめ、手を抜くことができないなどのうつ病になりやすい病前性格を形作っていました。

また、Dさんのうつ病は弟の自殺とともに始まっており、対象喪失的な要素も大きいと考えられます。Dさんは人間不信が強く、友だちとは表面的な付き合いでした。2人兄弟だったDさんは小さい頃から弟だけには心を許し、お互いに何でも話せる関係を築いていました。その弟が亡くなったことにより、完全に人から孤立し、引きこもることになりました。

Dさんは2度の自殺未遂を行いましたが、最初は弟が死んで独りぼっちになり、生きる希望を失ったときでした。そして、2度目は家庭で孤立し、信頼していたL課長から突き放されて、すがっていたかすかな人間関係が断たれたときでした。

Dさんは2度とも自殺未遂の直前までの記憶を失っています。自殺未遂そのものが無意識の衝動であったと考えられます。きっかけになったのは家族との関係でしたが、思いとどまらせたのも、家族との絆でした。

Dさんの心を安定させるためには、うつ病を慢性化させていた要因を受け入れていく作業が必要でした。まず、弟の自殺について、次に自分の2度の自殺未遂について語ってもらいまし

た。語ることにより、抑圧された深い悲しみを発散しました。

次に、父親と母親についての話を聞きました。最初は両親に対しての強い怒りの感情を表出しました。しかし、怒りの感情の十分な表出後、そうならざるを得なかった両親に対する同情、そして年を取った両親への気遣いと、両親に対する気持ちは変化していきました。

Dさんは弟の自殺、自殺未遂、両親との葛藤を受け入れることにより、心がとても軽くなったと、カウンセリング終了時に語っています。

12年以上苦しめられたうつが治る――第4期

Dさんのカウンセリング中の会話は過去の話題にとらわれていましたが、過去の葛藤を受け入れたことにより、関心は現在と未来に向けられていきました。「第2期‐I 悲しみの感情の表出期」で幼児期を、「第2期‐II 怒りの感情の表出期」で反抗期を体験し、自立を模索したDさんの心は、第4期において、自らのアイデンティティを確立するまでに成長しました。

自分の能力と会社の仕事について、きちんと現実的検討を行えるようになりました。そして、しっかりと家族の中に自分の役割を作り出していきました。また、人の役に立ちたいという気持ちも生まれてきました。その背景となる人生観も変わり、自分の心を蝕《むしば》んだ弱肉強食の世界を否定し、不信感を持っていた人を肯定し、人の中に自分を位置付けるようになりました。

唯一信頼関係を持っていた弟を失うことにより、人に対する不信感を強めたDさんが、筆者との信頼関係を基盤にして、妻、子どもと信頼関係を築き、そして、自分の周りの人にまで信頼関係を広げていきました。

この時期に及んで、Dさんは12年以上も苦しめられたうつ病が治ったことを実感しました。このうつ病が治ったという実感は新しい仕事と職場への適応に対して安心感を与え、安定した勤務を可能としました。そして、合意のもと、カウンセリングを終了しました。

強く執拗に襲う自殺願望——Eさんの場合

［クライエント］

Eさん、男性38歳（初カウンセリング時）

［問題の経過］

02年、上司の仕事に対する執拗さについていけず、うつ病になる。休職し、3カ月間入院する。退院後も通院を継続するが、ほとんど改善がみられなかった。

［面接期間・カウンセリングの回数］
04年11月〜06年7月、60回

［性格］
まじめ、悲観的、幼児性

［家族構成］
独身、母親、弟。父親は05年1月死去

［カウンセリングの流れ］
第1期　信頼関係構築の時期
04年7月、知人のOさんから、Eさんのカウンセリングを依頼される。「Eさんとは、以前職場が一緒だった。その職場の上司が厳しい人で、うつ病になり、会社を休み始めた。現在は休職中で、マンションに1人暮らしだ。ずっと仕事のことが頭から離れず、早く復職したがっている」（Oさん）
産業医にEさんについて伺う。「02年に上司との関係でうつ病を起こした。非常に自殺願望

が強い。仕事に復帰するのは難しいと思う。Eさんは症状が重いので、あまり関わらない方がよい」（産業医）

Eさんは自殺願望が強く、1人マンションで暮らしているため、かなり危険な状態であると考えられた。産業医から、自殺の可能性が高いので、カウンセリングすることを反対されたが、少しでもEさんの自殺の可能性を減らすことができればと考え、人事のP課長と産業医の了解を得て、Eさんのカウンセリングを行うことにした。

◇1回─04年11月初旬

Eさんのマンション近くの喫茶店で会う。Eさんはびくびくしている印象で、考えながら小さな声で話す。

〈病気について教えていただけますか〉「上司が非常に厳しく、だんだん気持ちが沈んでいった。自殺のホームページばかり見ていたり、行動がおかしかったので、上司が健康管理室に連れて行った。直ぐに入院となり、3カ月間入院した。最初1カ月間の記憶がない。『死にたい』と言ったり、死のうとしたり、行動がおかしかったそうだ。最初の1年間は、自殺するために薬をためようと、きちんと薬を飲まなかった。早く会社に復帰しなければならないということが気になった。主治医の先生に無理に診断書を書いてもらい、復職しようとしたが、産業医の許可が出なかった。休職の期限が後1年なので、今年はきちんと薬を飲んで、復職するようにしたい」と今までの病気の経緯と復職の希望をゆっくりと考えながら話した。

「どうやったら死ねるか、本を読んで調べた。ロープを買って、睡眠薬を用意してある」頭から自殺が離れないようで、別の話題になっても、直ぐに自殺の話に戻る。ほとんどの時間自殺の話をした。

「友だちがいないため、携帯を持っていても話す相手がいない。話さなくても、慣れたのか、寂しくはない」と希薄な人間関係を語る。

◇2回—04年12月初旬

「先日集団自殺があった。自分も一緒に死ねたらよかったと思う」と自殺の話を繰り返す。

「なかなか外に出る気になれず、食べに出るとき以外は部屋にいる。会社の復職のことが気になる。今は不景気なので、N社を首になったら、他では働けないと思う。将来のことを考えると死にたくなる。消えてなくなりたい感じだ」

「ゲイのため、女性の友だちはいない。ゲイのことを隠していたが、話してもよいという気持ちになった」と自分から突然ゲイの話をする。

◇3回—05年1月下旬

「父が突然亡くなり、実家に帰っていた。父のことは嫌っていたが、亡くなって涙が出た。今回病気になるまで、ずっと父とは会っていなかった。神様が父と会わせるために病気にしたのかもしれない。この病気をして嫌なことばかりだが、父と会って話ができたのはよかった。父が死んでこんなにも悲しいのなら、母が生きている間は死ねないと思った」と突然の父親の死と父親との和解の気持ちを語る。

「病気になってから、死ぬことばかり考えていたが、これからは生きていくことを考えたい。母からも父よりも子どもが死んだ方が辛いので、生きていてくれと頼まれた。自分がしっかりしなければならないと思う」と生きたいという気持ちを話す。

◇4回―05年2月下旬

「前から年を取って1人なのは寂しいから、長生きはしたくないと思っていた。自殺のサイトや本で死に方を調べたが、確実に死ねる方法がなかった。確実に死ねる方法があれば、もう死んでいたと思う。死ねば辛いことがすべて終わって、楽になれる。特に信仰を持っているわけではないので、死後の世界は考えていない。死ねばすべてが終わりだと思う」と自殺と死に対する考えを述べる。

〈Eさんは楽になっても、母親と弟が重い荷物を背負うことになると思いませんか〉「今回、父が死んで母が悲しむのを見て、そう思った。復職に挑戦するまでは生きていると思う。しかし、復職に失敗したら、どうやって生きていったらよいか分からないので、自殺すると思う」

〈死にたくなったら、私に連絡してもらえますか〉「そうします」

1円家電のカラクリ 0円iPhoneの正体
デフレ社会究極のサバイバル学

坂口孝則

これは資本主義経済の最終局面なのか。デフレによる価格下落は止まらず、無料・格安と銘打つ赤字商売も盛んだ。「1円家電」を売る量販店は、家電メーカーから値下げ分の補助金をもらい、「1円航空券」を扱うアメリカの航空会社は、持ち込み手荷物・ドリンク・ヘッドフォンなどあらゆるものを課金対象とする。倒錯する経済の時代の稼ぎ方・利益創出法を伝授。

●税込777円

本当は嘘つきな統計数字

門倉貴史

年間セックス回数が世界最下位なのは日本――ある国際調査で驚きの結果が出た。だが日本人は回数を実際より少なく申告しがちだし、ラテンの国はその逆だ。性に関する調査は、協力者が嘘をつく確率がきわめて高いのだ。その他、協力者の選び方で結果が正反対になる世論調査、初めに結論ありきの経済統計等々、統計数字にひそむ嘘を即座に見抜けるようになる一冊。

●税込777円

慢性うつ病は必ず治る

緒方俊雄

症状が3年以上長引く、または再発を3回以上繰り返す「慢性うつ病」。慢性化した患者は、投薬治療中心の現在の日本の精神科では敬遠されがちだ。しかし家庭や仕事など現実を直視し、抑えられてきた怒りや悲しみの感情を解放すれば、慢性うつ病は必ず治る。10年以上苦しんだ人が、「もう大丈[illegible]と確信で[illegible]るまで回復したケースをもとに、カウンセラーが[illegible]ス[illegible]

●税込798円

いつ自殺するか不安だったので、約束してもらった。
◇5回—05年3月初旬
「病気になってから薬の種類がなかなか決まらなかったが、やっと決まって少しよくなった。ただ、医者はこれから劇的によくなることはないと言っている」と今後の回復を筆者とのカウンセリングに期待する。

第2期　過去の振り返りの時期

◇12回—05年4月下旬
沈黙の後で、「どうしてこんなことになったんだろう」とつぶやく。

〈どうしてだと思いますか〉「一番は自分の能力がなかったためだと思う。二番目は周りに相談したり、教えてくれる人がいなかったためだと思う」

〈上司が悪かったので、病気になったとは思わないのですか〉「そうは思わない。自分にもっと能力があれば、耐えられたと思う」と病気になった原因を上司ではなく、自分に求める。
◇13回—05年5月上旬
「父方の祖父母と同居していたが、祖母と父が大嫌いだった。祖母と母、父と母が喧嘩をするのを見るのが嫌だった。クラスで体が一番小さく、小学校2年のときと中学校1年のときに苛められた。家にいる方が嫌だったので、学校に行くのは嫌ではなかった」と自分から、幼少期、学童期の話をする。

「N社に入り、実家に帰ることがなくなった。弟と会うと昔の嫌なことを思い出すので、弟とも会わなくなった。途中から両親には住所も知らせなかった。この病気をして、入院することになったときに、保証人が必要で両親に会うことになった。10年振りに会った両親は年を取っており、可哀そうになり涙が出た」

少しずつ自分の人生を振り返り始めた。

◇14回―05年5月中旬

「人事のP課長と面談した。復職する前に図書館に通って、会社に来れるように体力をつけるように言われた。これから、月曜から土曜まで、図書館に通う生活にしたい。仕事をしていける自信がついたら、産業医の復職診断を受けて、復職になるそうだ」と復職に対して積極的に、自分の意見を語った。

かなり精神的に安定してきたので、次回、今までの人生を振り返ってもらうようにお願いする。

◇15回―05年5月下旬

「昔のことを思い出そうとしたが、ほとんど思い出せなかった。嫌なことを思い出さないように、忘れてしまっているのかもしれない。しょうがないので、母や会社の人に話を聞いた。学校ではよく勉強して、一番で中学を卒業した。大学時代は、仕送りが少なかったため、よくバイトをした」と今までの人生を振り返った。

〈自分の人生全体を通してどう思われますか〉「辛い人生だった。もう一度やれと言われてもやりたくない。高校までは祖母と父のことが嫌で、後半はこの病気で辛かった。よかったのは、大学とN社に入って病気になるまでだ」辛い話が多かったと思うが、時々微笑みながら話した。少しずつ今までの人生を受け入れ始めているという印象を受けた。

◇17回—05年6月上旬

〈今までの人間関係について教えてください〉「浪人時代から今回病気になるまで、家族との関係を絶っていた。昔から内向的な性格で、友だちが少なかった。一緒に遊ぶ友だちだけで、相談するような友だちはいなかった。1人でいるのに慣れているので、友だちがいなくても寂しくはなかった。病気になったときは、誰とも関係を持っていなかった」と疎遠な人間関係を語る。

◇18回—05年6月中旬

「毎日出かけるようにしている。体が慣れて、働ける気がしてきた。病気のときは何をしても楽しくなかったが、最近テレビを見て笑えるようになってきた」とにこやかに話して、病気だという印象を受けなかった。

◇19回—05年6月下旬

〈以前ゲイだという話を伺いましたが、よろしければもう少し詳しく聞かせていただけませんか〉「小学校の頃から、女の子に興味がなく、男の子に興味があった。その頃はゲイを知らなかったので、自分だけが特殊なのだと疎外感があった。自分がゲイなので、結婚もできず、父と母に本当に申し訳ないと思っていた。ゲイのことを悟られないようにしようと思い、人との間に壁を作っていた。このまま結婚しないで、ずっと1人なのかと思うと寂しかった。3年前に病気になったとき、ゲイのことを隠しているのが負担になり、父と母と大学の友人に話をした。今までずっと隠してきて疲れたが、親しい人に話したら、ほっとした。今日、詳しく話したのも嫌ではなかった。解放感の方が大きい」と素直に語った。ゲイであることを少しずつ受け入れ始めているという印象を受けた。

「病気になってからは、辛くて死にたかった。入院していたときに、女の人が首吊り自殺をしたが、可哀そうだとは思わなかった。何でゲイで1人で生きていかなければならないのかと思う」Eさんの自殺願望はゲイである疎外感が大きく影響していると思われる。

第3期　復職への不安と自殺願望との対決の時期

◇20回—05年6月下旬
「いろいろな不安が頭に浮かんで来て、どうしていいか分からない」手で頭を抱えて泣き出す。〈どういった不安が浮かんでくるのですか？〉「復職する職場はあるだろうか。ちゃんと働けるだろうか。どうやったら確実に死ねるだろうか。このようなことが頭を駆け巡る」とずっと泣きながら話す。

「話をしたら、少し気持ちが楽になってきた。カウンセラーも変なやつを担当して大変ですよね」〈そんなことありません。もう一度Eさんが元気になられることを信じています〉
◇21回—05年7月上旬
「N社で復職する仕事がないのではないのかと思う。どうしたらよいのか分からない」と顔を押さえて涙ぐむ。

〈元気になったら、また働けるようになります。私も決してあきらめないので、Eさんも決してあきらめないでほしいです〉「分かりました」

2回続けてカウンセリングの間泣き続けた。抑圧していた悲しみの感情を表出していたと思われる。
◇24回—05年7月下旬
「復職してもダメではないかと不安だ」

〈どうするのが一番よいと思いますか〉「復職して、うまくいくことだ」

〈二番目に考えられることは〉「会社を辞めるということか」

〈以前、復職がうまくいかなかったら、自殺するしかないと言っていました。復職がうまくいかなかった場合の選択が自殺しかないのであれば、私としても不安です〉「自殺以外のことは考えられない」

〈病気で気が弱くなっているときには、自殺を判断するべきではないと思います。自殺をしないためには、自分の生きる目的を持つことが大事です。まず自分を大切にすることが必要です。Eさんは幼少期の祖母や父親との辛い経験で、自分をダメな人間だと考えていると思います〉

「それはそうだと思う」

〈自分を大切にする人は、他の人も大切にするし、自殺をしません〉「そうですね」

復職がダメだった場合に自殺するという気持ちが変わらないため、自殺に対する筆者の考えを述べた。
◇27回―05年8月下旬
「最近、会社の大切さがよく分かってきた。復職がうまくできなくて、会社にいられなくなったら、自分の人生の幕を降ろす」〈それは、自殺するということですか〉「そうだ」

〈復職してうまくいかなければ自殺するというのでは、人事からも産業医からも復職を止められます。何かあれば、職場や私も責任を問われることになります〉「会社に迷惑をかけるつもりはない。カウンセラーも責任はない」

〈自殺すると、母親、弟、職場の人やいろいろな人に迷惑をかけます。しかし、人に迷惑をかけるから生きるというのではなくて、自分のために生きてほしいです。元気になれば、東京にはいろいろな仕事があるので、アルバイトして1人で生きていくこともできると思います。Eさんのことを0さんから頼まれたときに、産業医からは自殺する可能性があるので、カウンセリングはしない方がよいと言われました。しかし、自殺をする可能性が少しでも減ればと思って、産業医を説得して、カウンセリングを引き受けることにしました。Eさんに死なないで、生きてほしいということが私の強い想いです〉

「カウンセラーの気持ちはよく分かった。アルバイトなどで生きていくこともできるかもしれない。自殺は考えないようにする」

自殺を止めるように何回説得してみても、Eさんの復職に失敗したら自殺するという考えが変わらないので、筆者のEさんに対する想いを素直にぶつけてみた。聞きながらEさんの表情が変わったのを感じた。

◇29回―05年9月上旬

「病気になる前と同じくらいまで、元気になった。睡眠も以前の状態に戻った」

この後、趣味の話をして、楽しそうに笑った。27回のカウンセリングを契機にEさんが大きく変わったのを実感した。
◇31回―05年9月下旬
「人事のP課長と面談した。『大丈夫ですか』と聞かれたので、『大丈夫です』と答えた。仕事を探してもらえることになった」と嬉しそうに報告する。
◇36回―05年11月上旬
「復職先の職場が決まったそうだ。今は嬉しい気持ちよりも、本当に働けるかという不安の方が強い。体力的には、働けると思う」と復職に対する不安を語る。

12月初旬から復職となる。

第4期　仕事への適応、怒りの感情表出の時期

◇43回―06年1月上旬
「最初は会社にいるだけでいいと言われたが、それはできたので、これからは仕事を覚える時期だ。よい職場なので、この職場でやっていきたい」

「主治医から復職がダメだったときのことを考えておくように言われている」

（沈黙）

「復職がうまくいかなかったら、死ぬことを考えてしまう。今は復職がうまくいくことを考えているが、うまくいかなかった場合はどうしたらよいのか分からない。カウンセラーに迷惑をかけるつもりはない。N社を辞めて直ぐに自殺するというのではなく、一度は他の仕事かアルバイトにチャレンジしてみる。しかし、それもダメだったら、自殺すると思う。自殺するのでも、カウンセラーに迷惑がかからないように、そっと死んでいく」

〈Eさんの復職が無理で、N社を辞めることになっても、Eさんがよければ、定期的に会って話をしたいです〉「そうしてくれるとすごく助かる。生きていけると思う」

〈Eさんをどうしても死なせないというのが私の信念です〉「カウンセラーには本当に感謝しています」

27回以来、4カ月半ぶりに自殺の話をした。Eさんと筆者の信頼関係がさらに深まったのを感じた。

◇45回—06年1月下旬

「復職して2カ月目なので、少しずつ仕事に慣れなければならない」この後、暫く黙っていたら寝てしまい、何回起きてもまた寝てしまう。幼児が安心して寝ているような印象を受けた。

46回、47回でもカウンセリングの間中ほとんど気持ちよさそうに寝ていた。

◇48回―06年2月中旬
怒った表情で無言。カウンセリング終了時、「来週は会議なので、カウンセリングを休ませてください」と突然言い出す。

〈曜日を変えましょうか〉「来週は休みにしてください」と強い口調で話す。筆者に対して、怒りの感情を向けているのを感じる。怒りの感情の表出が始まったと思われる。
◇50回―06年2月下旬
「これ以上、話したくないので、カウンセリングも中止にしてください」と突然中止を提案する。

〈Eさんの仕事が順調にいくまでは、カウンセリングをして、見守りたいですが、いいですか〉「分かりました。お願いします」

カウンセリングを継続することには応じたが、強い怒りを感じた。
◇52回―06年3月上旬
「家のパソコンやテレビを買い替えた。なるべくいいものを買った」

よく喋り、軽い躁状態に転じたのを感じる。しばらく注意して様子を見ることにする。
◇55回―06年4月上旬
「土曜日にテニススクールに行き始めた。来週の土日は合宿があり楽しみだ」

軽い躁状態が続いている。
◇60回―06年7月下旬
「最近、生活を楽しめるようになってきた」

〈軽い躁状態なのではないかと、心配していました〉「もう大丈夫だ。うつ病になる前の状態に戻ったと思う。カウンセラーには長い間お世話になった」

躁状態を脱して、安定した状態となった。仕事も順調になってきたので、カウンセリングを行うのはこの回で終わりにした。自殺については、「病気のときは自殺するのが怖くなかったが、今は怖くて自殺できなくなった」と語った。

［解説］

復職に失敗したら自殺するしかない

Eさんのうつ病の特徴は、強い自殺願望にありました。Eさんの頭は常に自殺にとらわれ、初期のカウンセリングにおいては、会話のほとんどが自殺の話題という執拗なものでした。入院して最初の1カ月間記憶がないときから強い自殺願望を持ち、自殺しようとして止められたり、退院後も無意識に自殺用のロープを購入したりしています。

このように、意識のない状態で自殺を模索し続けていることで、意識レベルで自殺を口にしているだけではないという不気味さがありました。Eさんはカウンセリングを始めた頃に、前日の記憶がなくなっていることが多く、意識がないときにいつ自殺をするか分からないという不安を強く感じました。

この自殺願望に変化がみられたのは、父親の突然の死に際してでした。「父が死んでこんなにも悲しいのなら、母が生きている間は死ねないと思った。これからは生きていくことを考えたい」と生きることに目が向き始め、これ以降のカウンセリングでは自殺の話は減少していきました。

しかし、復職が近くなると、復職に失敗したら自殺するしかないという考えが、カウンセリング中に繰り返され、筆者を苦しめることになります。

産業医より筆者は、Eさんの自殺願望がなくならなければ、復職はできないと釘をさされていました。しかし、Eさんは復職がうまくいかなければ自殺するしかないという考えを繰り返しました。筆者はこの2人の板ばさみになってしまったのです。復職がうまくいかなければ自殺するというEさんの考えは、筆者に対する脅しではないかという印象すら受けました。

この頃から筆者は自殺をしないように説得を始めることになります。しかし、一般的な説得や自殺しないという約束では、結局Eさんの自殺願望をなくすことはできませんでした。

いくら説得をしても自殺願望が変わらないので、Eさんに生きていてほしいという筆者の想いを素直にぶつけてみました。この筆者の話を聞いて、Eさんの表情が変わりました。筆者の真剣さがEさんに伝わったのではないかと思います。このときに初めて、Eさんと筆者は強い絆で結ばれたのです。

この後、Eさんは一変することになりました。自殺の話をしなくなったばかりでなく、外に出て積極的に活動しました。カウンセリングでの話も趣味の話になり、病気という印象がほとんどなくなりました。

まず「生きていてほしい」と伝える

前述のDさんの自殺未遂を思いとどまらせたのは家族との絆でした。そして、Eさんの自殺願望を思いとどまらせたのは筆者との絆だったのではないかと思います。Eさんはカウンセリングの最後に、「今でも自殺したいと思うことはあるが、カウンセラーを知って自殺ができなくなった」と語っています。

Dさんが「自殺しようとするときは、人との関係がなくなって、独りぼっちのときだ」と語っています。誰かと心の絆で結ばれていたら自殺はできないのです。自殺願望の強い人に対しては、カウンセラー、親、配偶者、友人など親しい人が心の絆をきちんと結んでおくことが最も重要です。

第1章で書きましたが、うつ病の人は、生きていることに絶望して自殺を望みますが、生きたいという本能のため、死にたい願望と生きたい願望との間を揺れ動きます。そして、自分が最も信頼している人にメールなどのシグナルを送って、自殺を止めてほしいと思っています。

もしも、「自殺したい」というメッセージを受け取ったら直ぐに「あなたは私にとって、とても大切な存在なので、生きていてほしい。自殺しないように約束してほしい」と心から語りかけてください。気持ちが伝わることが一番大事です。それでも自殺願望が消えないようでしたら、直ぐに医療機関やカウンセラーに繋いでください。

夫婦の間の支配と依存——Fさんの場合

受容だけでなくアドバイスも行う

Dさん、Eさんにおいてはうつ病を慢性化させている要因が幼少期の両親との関係など過去の体験が主であったのに対して、Fさんにおいては、慢性化させている主な要因が現在の奥さんとの関係でした。

Dさん、Eさんのカウンセリングにおいては、ほとんどアドバイスをせずに、話を受容して、自分で気づいてもらうように心がけました。しかし、Fさんのカウンセリングにおいては、現在の問題を改善していくために、Fさんの考え方を修正し、実際に奥さんとの関係性を改善する行動を起こす必要が生じました。このため、Fさんから聞いた話に対する筆者の考えを話したり、アドバイスをするようにしました。

Fさんの事例においては、筆者の考えやアドバイスの中から、どの言葉がどのように影響を及ぼしたかが重要だと考え、Fさんがカウンセリングの終了時に書いた感想で事例をまとめました。カウンセリングの4期の分け方と期毎の命名もFさんによります。

［クライエント］

Fさん、男性45歳（初カウンセリング時）

［問題の経過］

9年前に、プロジェクトの業務過多と上司との葛藤によりうつ病になり、3年間休職する。復職時に、研究所内で仕事内容を変えるが、半年後うつ病を再発する。その後、仕事内容の変更と再発を繰り返す。

〔面接期間・カウンセリングの回数〕
05年7月〜06年9月、51回

〔性格〕
几帳面、模範生的

〔家族構成〕
妻、息子1人、娘1人

〔カウンセリングの流れ〕
第1期　カウンセリング当初
05年6月、研究テーマの重要性をヒシヒシと感じながらその重さに耐えられず、体調不調の時期が続いた。体がだるく、心身ともに疲労困憊《こんぱい》で、クタクタだった。
また、家庭では04年1月に実父が亡くなり、母の介護の問題で兄ともめ、不信感も高まっていた。
この頃、知人からカウンセラーを紹介され、早速、カウンセリングを受け始めた。職場でのストレスはひどくなるばかりで、解決の糸口は見えなかった。

当初のカウンセリングは当面の業務上の現状説明と精神状態の説明に終始し、自身の奥底の感情、情動にはとても目を向ける状態ではなかった。それでも、カウンセラーから〈Fさんのうつは必ず治ります。また、昔のような元気なFさんになれます〉と言っていただいた。これには「そんなバカな。この約10年、うつで苦しんできた私のうつ病が治るなんて。何を根拠にそんなことが言えるのだろう」と不思議に思えた。しかし、うつ病になってから医師も含めて誰からも治ると言われたことはなく、カウンセラーの何とか元気になってほしいという気持ちが伝わって、嬉しかった。

第2期　本格的カウンセリングの開始

当初は、うつ病と業務に起因する内容の説明が主であった。次第に、妻の問題、自分の実家の問題と話が拡大していった。

その際、カウンセラーから、業務上のことはさておき、〈あなたは奥さんに搾取《さくしゅ》されていますか〉〈あなたは家庭でも安らげないのではないですか？　それでは、家庭でも疲れが取れませんね〉と私が思ってもみなかった表現で問題を指摘されたことは衝撃的だった。

特に、妻についての分析では、〈外面《そとづら》がよくて、他人には自分のよい面しか見せない〉とのことで、〈奥さんを変えることは無理でも、Fさんが変われば、それに対応して奥さんも変わってくる〉と指摘された際は、そうかもしれないし、そうではないかもしれない、と半信半疑だった。

ただ、〈自分が感情として受け入れられない人、自分を搾取しようとする人とは関係を断ってもかまわない〉とのカウンセラーの言葉に、肩の荷が少し下りたような感覚を持てたのは事実であった。

また、〈子どもの目が生き生きしているのは、自分の好きなことをしているからです。大人になると、周りの人のことを考えて、自分を殺すようになる。大人になっても、人に迷惑をかけなければ、自分の好きなことをやって人生を楽しむ方がいい〉とのカウンセラーの言葉は、その言葉の通りかもしれないが、それができればこんなに苦しむことはないのに、という反発に似た感情を持ったことも事実であった。

この後、母親介護をめぐる兄との問題、母と兄嫁との嫁姑の問題、妻とのやり取りが継続して話し合われた。「私の母親は兄夫婦に搾取されている」との思いは無意識の世界で認識しつつも、この段階では実際の感情として表面に出てはいなかった。〈あなたは、妻の扶養、子どもの世話、実家の母親の世話、妻の実家の両親の世話とすべて自分が背負おうとしている。それではあなたがつぶされてしまいます〉は自分でも衝撃的な自覚へと変わり、自分が過去20年間に蒔いた種が成長し、それが心の大きな負担だったのだと自己分析できるようになっていた。

このようなカウンセリングが8月、9月、10月、11月と続き、カウンセリング後はものすごく脳の疲れを感じるほどに話をして、心の負担は理解しているのに、うつからの脱却の処方箋は見えていないのがこの頃であった。私の頭の中では、「本当にうつから解放されるのだろうか」との不安がよぎっていた。同時に、カウンセラーには、「どのようにしたらうつ病は治るのか」と質問ばかりして焦りを持った自分がいた。さらに、12月には上司との面談の機会があり、上司の目から見て「体調はよくなっていない」と言われショックであった。この半年、一体、自分は何をやっていたのかと。

それでも、カウンセラーの〈Fさんのうつは治ります。また、元の元気なFさんに戻ります〉という言葉は、〝暗示のような効果がある〟と感じてきているのも事実だった。自身の頭ではよく説明できないけれども、何となく、そのようにうつが治るかもしれない、という予感が持てるようになっていた。後で理解できたのだが、この期間のカウンセリングは無意味ではなく、後で述べるように、無意識下の心の葛藤を表出化させる大事な準備期間であったのだ。

第3期　突然訪れた転機

06年正月明け、兄の言動に、母も私もひどく心を痛め、憤りを感じた。年始のカウンセリングではこの話題に集中し、憤りはさらに高まった。そして、カウンセリング終了後に、母に電話し、「兄はもう当てにならないから、お母さんの面倒は私が見ようか？」と言ったところ、母は「父の遺言でこうなってしまったのだから、お前に面倒を見てほしいと言ったら、家中がガタガタになってしまう。お前は体調を崩さないように、自分のことだけを考えなさい」と言われ、母が不憫《ふびん》で、兄への憎しみがよぎった。

そして、翌日、朝、目を覚ましても体が動かない。微熱もある。脳が疲れている。結局、会社を休んだが、これが2日も続いた。さすがに自分に異変が起きていると感じた私は、夕暮れ迫る時間にカウンセラーに電話をかけてみた。突然の体調不良を報告すると、すかさずカウンセラーから〈今、何を思い浮かべます？〉と聞かれた。自然と「兄です」と言葉が出た。「そうか、私の今の心の葛藤の原因は兄だったんだ！」と納得した。カウンセラーからは〈これで、やっと、カウンセリングが少しずつ回り始めましたね。安心しました〉と言われた。そして、次回のカウンセリングでこの意味がカウンセラーから説明・解説され、〝うつの正体〟が自分でも認識できたのである。このときから、「このカウンセラーについて行けば、自分のうつ病は治る」と実感した。そして、この後、カウンセラーの言葉は、暗示のような効果で心の中に入ってきた。

同時期に、『心の休ませ方』（加藤諦三）と『自己分析』（カレン・ホーナイ）を読むように勧められ、カウンセラーが言わんとすることが徐々に理解できるようになりかけていた。妻による搾取と兄と兄嫁の裏切りが心の大きな葛藤であった。

そして、カウンセラーから、〈心の中でよいから、「憎いものは憎い、嫌いなものは嫌い」と言葉で言いなさい。心の無意識下の葛藤を表に出しなさい。そうすれば、あなたの心は軽くなります〉と言われた。この作業を繰り返し進め、自分でも、心を研ぎ澄まし自分の無意識下の葛藤を意識の世界に表出させ、心の葛藤をなくす、という作業と訓練を続けた。

2月には、心も何となく軽くなり、頭もスッキリし、会社の同僚にも「何か表情がスッキリしていますね」と言われるほどになってきていた。マッサージ師によれば〝体の奥底のコリがなくなってきている〟とのことであった。心と体とは一体であることを再確認した次第である。

そして、〈妻を変えることは無理でも、Fさんが変われば、それに対応して妻も変わってくる〉は真実だと思い始め、妻の搾取からの解放を目指した。

第4期 カウンセリングがポジティブスパイラルに

3月に入ると、自分の無意識な葛藤の存在が明白になるにつれ、感情・情動の観察と発散が可能になってきた。自己分析の効果かもしれない。とにかく、体調がよくなって、元気が出てきた。

感情・情動の観察と発散が定着するにつれて、どんどん心が軽くなっていった。家計管理も妻から私にし、妻に私の存在により自分が安泰であることを認識させるように行動を変えた。子どもの教育や品物の購入にも自分の意見を言うようにした。また、土日は子どもの相手だけではなく、なるべく自分の時間を持つようにした。

こうなってくるとカウンセリングがポジティブスパイラルに入り、私自身、どんどん元気になっているのを実感できるようになった。マッサージだけでなく、ジムでの有酸素運動、ストレッチ、自律訓練法を組み合わせて、普段からストレスによる体調管理を実践するようになった。子どもと遊ぶのも負担ではなくなってきた。心も軽くなれば、体も軽くなった。嬉しい体感だった。

また、以前には土日はほとんど疲れて寝ていたが、土日も早くから目が覚めるようになり、子どもと遊んだり、趣味のことをして、自分の人生を楽しめるようになった。

このステージで、カウンセラーから、〈無意識の葛藤を意識の世界に戻して生きていけば、心は軽くなり、そして、心は以前の自分には絶対戻らない〉〈なぜ心は疲れるのか？　それは、怒り、悲しみ、憎しみなどの感情を自分で抑圧しているから。全身での感情・情動の気づきを大切に！　なぜ今、この感情を抱いているか自問することを大切に！〉と本質をついたアドバイスをいただいた。まさに座右の銘に値する言葉だ。今後も、この言葉を実践し、自分と家族を大切にし、うつから解放された人生を歩むことを確信している最近である。

［解説］

Fさんは有名国立大学の大学院を優秀な成績で卒業し、研究所で研究開発の仕事に携わりました。研究開発の仕事でも着実に成果を出し、周囲から期待されていました。しかし、36歳のときにうつ病になってからは、うつ病の再発と研究所内の職場の異動を繰り返し、ほとんど実績を上げられない状態が続いていました。

Fさんは厳しい上司のストレスでうつ病になったと語られましたが、復職後、上司が変わっても、再発を繰り返しています。このため、Fさん自身がうつ病になりやすい病前性格なのか、仕事以外の原因があるのかのどちらかを考えなければなりませんでした。

奥さんによる支配がストレスになっていた

Fさんは几帳面でまじめで、うつ病になりやすい性格ではありますが、DさんやEさんほどその傾向が顕著ではありません。また、幼少期の両親との関係もそれほど悪くはありません。

Fさんのお話を伺っているうちに、妻の扶養、子どもの世話、実家の母親の世話、妻の実家の両親の世話とすべてを1人で背負おうとしていることが分かってきました。その中でも、奥さんから支配されていることが非常なストレスとなっていました。

依存型の部下は支配型の上司と相性がいい傾向があります。依存型の部下は支配型の上司に依存して安定したいし、支配型の上司は依存型の部下を持ち、自分の思い通りに仕事をしてもらいたいからです。しかし、最初はいいのですが、支配型の上司からの無理な要求をこなしきれなくなり、うつ病が発症するという悲劇が起こります。

夫婦関係においても、この支配と依存の関係はよくみられます。支配型の夫と依存型の妻、依存型の夫と支配型の妻という組み合わせです。お互いの支配欲と依存欲が満足されるのです。家庭内のすべてを支配型の人が決め、依存型の人はそれに従うことになります。夫婦は同等の関係のはずなのに、主従関係になるのです。

結婚した当初はこれでも問題はないのですが、長年暮らしていると、だんだん問題が出てきます。Ｆさんの場合、家の中のルール、お金の管理、購入物の選択、時間の使い方、子どもの教育など、すべて奥さんが決定権を持っていました。土日も自分の自由な時間はなく、家事と子どもの相手をすることになります。こういった生活をしていると、依存型の人は体力も時間も自由もむしり取られて、だんだん疲れ果てていきます。このすべてをむしり取られることをカウンセリングの中で、「搾取」と表現しました。

変えられるのは「現在と自分」だけ

私が「Fさんは奥さんから搾取されている」と言ったとき、Fさんはその意味が理解できませんでした。依存型の人は「自分が家内のわがままを聞いてあげている」「家内は私だからうまくやっていけている」と自分が大人だからがまんして何でも譲っていると思っています。

しかし、Fさんは自分の優しさが食い物にされて「搾取」されていることに気づいていきます。そこでFさんは「どうすれば家内を変えることができるか」と訴えます。

よく言われる言葉ですが、「過去と人」は変えることができません。変えることができるのは「現在と自分」なのです。しかし、面白いもので、「自分」が変われば「相手の人」も変わりますし、「現在」が変われば「過去」も変わるのです。

人はお互いの関係性で生きているので、「自分」が変われば「相手の人」も変わらざるをえなくなります。依存型の人が絶対に依存しないと決意して、対等の関係を目指せば、支配型の人はもはや支配することができなくなるのです。

「現在」を生きていない人は、「過去」を後悔して暮らしています。しかし、不思議なもので、「現在」を精一杯幸せに生きていると、自分の「過去」に感謝するようになります。実際過去にはよかったことも悪かったこともあるのですが、不幸な人は悪かったことに、幸せな人はよかったことに焦点をあてるのです。

Fさんは奥さんとの関係で、「依存型」から「対等型」への脱却を目指しました。これは奥さんにとっては、反乱でしかありません。そのため、Fさんと奥さんとの間にはいろいろな衝突が起こりました。そして、どちらにとっても譲れないことで、決定的な対立が起こりました。私は内心どうなるのかとハラハラしていました。

しかし、Fさんはここでもがんとしてがんばりました。そして、奥さんはついに、Fさんを支配することをあきらめます。支配できなくなったことに気づいたのです。このときから2人は対等の関係に変わりました。面白いことに、その後、2人の関係は支配と依存の関係のときよりもよくなりました。奥さんも支配しているよりも、対等の関係の方が居心地がよくなったのかもしれません。夫婦と子どもとの関係も良好になったということです。

若い女性で、今は不幸でも、素敵な人と結婚すれば幸せになれると信じている人がいます。しかしそのようなことはありません。不幸な人と不幸な人が結婚すると、一瞬は幸せになったように思いますが、時間が経つとともに、やっぱり不幸になってしまいます。

結婚とは幸せな人と幸せな人が一緒になり、より幸せになるものなのだと思います。自分が幸せなことが前提です。そして夫婦は「対等の関係」が基本です。何十年も「支配と依存」という不自然な関係は続きません。

結婚されている方はこの機会に自分の夫婦関係を考えてみてください。

第5章

治すのは医者でも薬でもない

治らないのは治りたくないから

カウンセリングで回復する人、しない人

ここまでの話を読むと、カウンセリングをするとすべてのうつ病は治ると思われるかもしれません。しかし、実際はそううまくはいきません。今までのカウンセリングを振り返ってみると、80％くらいのうつ病の人はカウンセリングをすることによりよくなりましたが、20％くらいの人はなかなかよくなりません。

どういう人がなかなかよくならないのでしょうか。それは、変わろうとしないクライエントです。本人に話を聞くと、「うつ病は辛いので何とか治りたい」と言います。確かに、私のところに通ってくるので、治りたいのだと思います。しかし、実は治りたくないのです。

どういうことかというと、仕事ができないこととか人間関係がうまくいかないことをうつ病のせいにしているのです。「私が仕事ができないのはうつ病だからしかたがないのだ」と自分に言い訳をしています。うつ病が治ると辛い現実に直面しなければならないのです。

フロイトは患者が病気になることによるメリットを疾病利得《しっぺいりとく》と名づけました。疾病利得で体の症状が出ることもよくあります。不登校の子どもが朝になるとお腹が痛くなるのも疾病利得

です。新型うつ病の人がいろいろな身体症状を出すのも、疾病利得的な要素があります。

考えと行動を変える

うつ病を治すためには、うつ病になる前と何かを変えていかなければなりません。何かを変えないと、いったんうつ病が治ったとしても、また同じことが起こればうつ病になってしまいます。薬はうつ病を治す強力な助けにはなりますが、一生飲み続けたくはありません。

変えられるのは、環境と自分の考えや行動です。しかし、うつ病の回復期に、うつ病になりにくい温室のような環境を作るのは重要ですが、それがいつまでも続く保証はありません。また、温室のような環境に居続けると、自分の成長の可能性を狭めてしまいます。

確実に変えられるのは、自分のうつ病になりやすい考えと行動なのです。まずは、自分の考えと行動を変えようと決心することがうつ病を治す第一歩です。

3週間続けて習慣にする

カウンセリングでうつ病が治っていく過程について書いてきました。よく考えてみると、カウンセリングとは、薬を出しているわけでも、手術をしているわけでもありません。カウンセラーがしていることは話を傾聴して、本人が変わっていくことを助けているだけなのです。本人が変わる気がないのに、その人の考えや行動を無理やり変えることはできません。

カウンセリングの原動力はクライエントの変わろうという気持ちです。面白いもので、人は強く変わろうと思えば、変わっていきます。

よく性格は変わらないと言いますが、そんなことはありません。カウンセリングをしていると、クライエントの性格が驚くほど変わっていくことがあります。明るく、行動的に、社交的に変わっていくのです。

アメリカの心理学者ウィリアム・ジェームスの、「意識が変われば行動が変わる。行動が変われば習慣が変わる。習慣が変われば人格が変わる。人格が変われば運命が変わる」という言葉がありますが、至言だと思います。

『3週間続ければ一生が変わる』という本があります。この本の中で著者のロビン・シャーマは、「新しい行動を3週間続けることができればそれが習慣になる」と語っています。三日坊主ではなく、3週間続けることが大切なのです。

人間というものは、変わらなければならないと分かってはいても、なかなか変わろうとしないものです。変わらない方が楽だし、変わるのが怖いのです。必要なのは、変わろうという強い意志です。

試行錯誤でやってみる

うつ病を治すために、これをやったら誰でも絶対によくなるというものはありません。元気になろうといろいろと試行錯誤しているうちに、少しずつよくなってくるものです。

これからストレスへの対処法や嫌なことの受け入れ方について説明していきます。これらのことは、軽いうつ病、慢性うつ病、新型うつ病に共通です。

うつ病の症状によって、できることとできないことが出てくると思いますが、症状に合わせて、できることから行っていただけたらと思います。

また、これらのことを行ったら医者に行かなくてよいというものではありません。私のカウンセリングでも、多くのクライエントは精神科か心療内科に通院して、薬を処方してもらいながら、並行してカウンセリングを受けています。これから話す内容も主治医の診療と並行して行っていただけたらと思います。また、何か疑問が生じたら、主治医に相談なさってください。

なぜストレスがたまると病気になるのか

ストレスは万病のもと

現代はストレス社会と言われます。ストレスが長期間かかると、次ページの図13のようにい

図13 ストレス関連疾患

心の病気
- 不眠症
- 抑うつ状態
- うつ病
- パニック障害

神経性の病気
- 神経性嘔吐
- 神経性狭心症
- 心臓神経症
- 胃腸神経症
- 膀胱神経症
- 自律神経失調症

体の病気
- 胃・十二指腸潰瘍
- 過敏性腸症候群
- 過呼吸症候群
- 気管支炎
- 偏頭痛
- 関節リュウマチ
- 腰痛
- メニエール症候群
- 円形脱毛症
- インポテンツ
- 食欲不振症

ろいろな心の病気、神経性の病気、体の病気にかかります。

お医者さんによっては、骨折や捻挫《ねんざ》などの整形の病気以外はすべてストレスによって起こると言う方もいるほどです。それは言い過ぎかもしれませんが、ストレスがかかると免疫力が低下し、風邪やがんなどいろいろな病気にかかりやすくなります。

うつ病もストレスという観点から見ると、第1章で紹介したように、ストレス耐性が低い人に長期間強いストレスがかかると発症すると考えられます。

刺激に負けないための防衛反応

ストレスとは、1936年にカナダの生理学者ハンス・セリエが使い始めた言葉です。

セリエの定義によると、「生体が外部から物理的、化学的、生物学的、心理的にいろいろな刺激を受けて緊張、歪みの状態を起こすと、これらの刺激（ストレッサー）に順応、適応しようとして一種の防衛反応が起こる。これらの反応をストレスと呼ぶ」となっています。現在は「あの人、私のストレスなんだよね」とストレッサーのことをストレスと使っていることが多いようです。ただ、ここで大事なのは、ゴムボールを指で押すと、反作用で指がゴムボールから押し返されるように、ストレッサーがかかると、体がストレッサーに負けないように、一種の防衛反応を起こすということです。

これを時間軸による変化で表したのが次ページの図14です。ストレスがかかると、時間とともに3つの状態が現れます。

警告反応期では、初めはショックに陥り抵抗力が低下します（ショック相）。その後、ストレッサーに対する積極的な防衛の反応を示します（反ショック相）。この防衛反応では、体がストレッサーに負けないように、神経系・内分泌系・免疫系を作動して抵抗力を高めるのです。

抵抗期では、継続して高い抵抗力を維持します。しかし、ストレスが長引くと疲憊《ひはい》期となり、抵抗力が低下し、病気になります。ちょうどゴムひもが伸びきって、元に戻らなくなった状態に当たります。

ストレスがかかると心理的側面、生理的・身体的側面、行動的側面で変化が起きます。最初

図14　ストレスがかかったときのプロセス

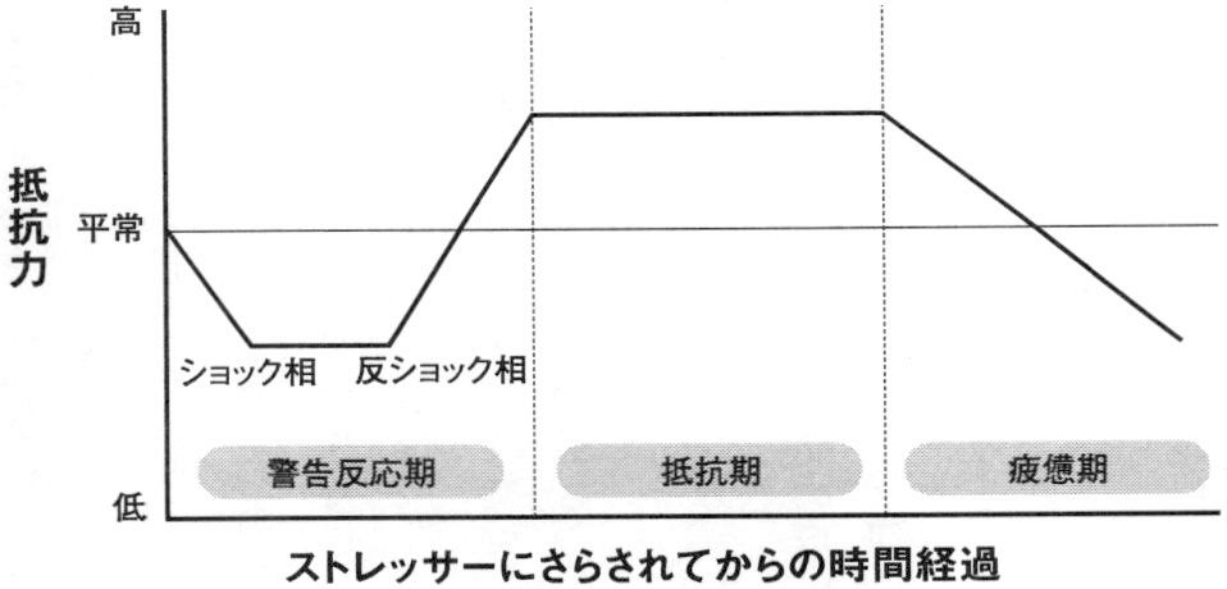

は急性反応が起こります。心理的側面では、不安、緊張、怒り、混乱、落胆など、生理的・身体的側面では、動悸、発汗、顔面紅潮、胃痛、下痢、筋緊張など、行動的側面では、回避、事故、喧嘩などです。

ここできちんとストレスに対処したらよいのですが対処できないと、慢性反応となり、図13のような病気になります。

交感神経と副交感神経

それでは、ストレスにどう対処したらよいのか考えてみましょう。ストレスは自律神経に影響します。自律神経は呼吸や心臓などを調整している、意識しなくても働いている神経です。図15のように、交感神経と副交感神経があります。車で言うと、交感神経がアク

図15 自律神経の働き

交感神経	副交感神経
アクセルの働き	ブレーキの働き
体を活動的にする神経	体をリラックスさせる神経
恐怖や怒り、悲しみの情動	ゆったりした気分や安心感
循環器系の働きを活発にする ・呼吸が荒くなる ・血圧が上がる ・脈拍が速くなる	循環器系の働きを抑制する ・呼吸を鎮める ・血圧が下がる ・脈拍が減少する
消化器官の働きを抑制する ・唾液や胃酸の分泌を減少する	消化器官の働きを活発にする ・唾液や胃酸の分泌を増加する

両者のバランスによって、心と体をコントロールしている

セルの役割、副交感神経がブレーキの役割をしています。

体が活発に活動しているときは交感神経が、体がリラックスしているときは副交感神経が働いています。また、自律神経は感情にも関係し、イライラしたり、くよくよしているときは交感神経が働き、穏やかな気持ちでリラックスしているときは、副交感神経が働いています。

普段は副交感神経が働いて穏やかな気持ちで過ごし、何か困ったときにだけ、それに対処できるように交感神経が働けば、うまくバランスが取れています。

自律神経失調症とは

ストレスがかかるとそれに対処しようとし

て、交感神経が働きます。ゴムボールを指で押すときの反発する力に当たります。ストレスがかかっている時間が長くなり、ずっと交感神経が働いていると、自律神経のバランスが崩れ、自律神経失調症になります。

うつ病の人によくみられる全身倦怠感、頭痛、めまい、食欲不振、嘔吐、便秘、満腹感、動悸、口渇、耳鳴り、冷え感とのぼせ感、目のかすみなども自律神経失調症です（図13）。ストレスの対処法を身につけて、これらの症状が軽くなったら、ずいぶん楽になると思います。

副交感神経に切り替える方法

うつ病のときは、くよくよ考えて、交感神経が働き続けています。自律神経のバランスが崩れる前に、副交感神経に切り替えて、バランスを取り戻せばよいのです。

ここで問題があります。筋肉を調整する体性神経は意識して調整することができますが、心臓や呼吸をつかさどる自律神経は無意識に働いているので、人が意識して調整することができません。例えば、「今日はマラソンをして心臓を使い過ぎたので、心臓を1時間休ませてやろう」と考えても、心臓を止めたり、心拍を遅くすることはできません。

そこで副交感神経に切り替える特別な方法が必要となります。

1．楽しく食事をする

簡単にできる副交感神経に切り替える方法としては、「食べる」「入浴する」「カラオケで叫ぶ」「泣く」などの方法があります。

私のクライエントで、夜寝られないときに、食べたら寝られるという方がいます。くよくよと嫌なことを考えて、交感神経が働き続けているので、寝られないのです。食べると副交感神経が働きますので、安らかな気持ちになり、寝られます。ただし、食べてばかりいると、太ってしまうので、ほどほどにしなければなりません。失恋して太る女の人がいますが、失恋のストレスをなくそうとして、食べ過ぎるためだと思います。

食事のときは、副交感神経に切り替わる機会なので、テレビや雑誌を見ながら食べたり、パソコンに向かって仕事をしながらおにぎりを食べるのではいけません。フランスやイタリアの人のように、仲のよい人と時間をかけて、楽しんで食べることが大切です。

2. 入浴する

お風呂に入るとぼんやりして、よい気持ちになります。副交感神経に切り替わるのです。ぬるめのお風呂にゆっくりと入るのが効果的です。また、その後の眠りも深くなります。

最近はお風呂に入らないで、シャワーを使う人が増えていますが、できることなら、毎日ゆっくりとお風呂に入りましょう。

3. カラオケ、泣く

恐怖や怒り、悲しみの感情のときは交感神経が働きます。子どもは嫌なことがあると、怒ったり、泣いたりして、感情を吐き出すので、すぐに副交感神経に切り替わり、元気になります。

しかし、大人になると、人の前で泣いたり、怒ったりするのは恥ずかしいと考えて、怒りや悲しみの感情を抑圧します。このため、ずっと感情を吐き出すことができずに、いつまでも交感神経が働き続けます。

怒りや悲しみの感情が抑圧されて、大きくなり過ぎると、最後はうつ病になります。第4章の「慢性うつ病」のカウンセリングで、怒りや悲しみの感情を解放するとクライエントが元気になったのはこのためです。

確かに大人になると、人の前で怒ると喧嘩になるし、泣くのも恥ずかしいと思います。しかし、たまっている怒りをカラオケで叫んで発散したり、自分の部屋で1人で泣いて、感情を解放することがとても大切です。私のクライエントで、会社で嫌なことがあると、家の前に停めてある自分の車の中で、「バカやろう!」と叫んで、すっきりしてから家に入るという人がいました。怒りや悲しみの感情はためないことです。

4. 呼吸法

副交感神経に切り替える方法として、日本では「禅」「ヨガ」などの呼吸法が有名です。呼吸というのはとても特殊な自律神経です。心臓の心拍数を変えることができないように、普通、自律神経は自分で調整することができません。ところが呼吸は、普段は意識しないで行っていますが、深呼吸のように意識してゆっくり呼吸することもできます。呼吸は自分で調整することができる唯一の自律神経なのです。

呼吸をゆっくりとして、副交感神経に切り替えていくのが、「禅」や「ヨガ」の呼吸法です。東洋的リラクゼーションの「王道」です。きちんと「禅」や「ヨガ」を教わらなくても、簡単な腹式呼吸法を覚えるだけでも、十分効果があります。

呼吸には、胸式呼吸と腹式呼吸があります。胸式呼吸は肋骨を大きく広げて息を吸う方法です。腹式呼吸はお腹を膨らませることにより息を吸う方法です。

練習は椅子に深く腰掛けて行っても、仰向けで寝転んで行ってもいいです。最初はお腹の膨らみやへこみを確認するため、おへそのあたりに手のひらを軽く置きます。息を吸うときは、鼻から深く息を吸います。お腹はどんどん膨らんでいきます。お腹が風船で、風船がどんどん膨らんでいくイメージです。もうお腹が膨らまなくなったら、今度は口から息を吐いていきます。吸ったよりも2倍くらい時間をかけるつもりで、ゆっくりと息を吐いていきます。お腹はどんどんしぼんでいきます。膨らんだ風船の口を押さえながら、少しずつ空気を外に出すイメージを思い浮かべながら行ってください。

何回もこれを行うと、お腹に手のひらを置かなくても、息を吸ったときにお腹が膨らみ、息を吐いたときにお腹がへこんでいくのが身につきます。

イライラしているとき、不安なとき、焦っているときに、腹式呼吸を何回かするとリラックスして、ほっとできます。仕事でずっとパソコンに向かって疲れたときも、気分転換に腹式呼吸とストレッチをするといいでしょう。非常に短時間でどこでもできるので、習得して、実践されたらいいと思います。

5. 自律訓練法

科学的アプローチで副交感神経に切り替える方法では、自律訓練法と筋弛《きんし》緩法《かんほう》が有名です。

自律訓練法は1932年にドイツの精神科医シュルツによって創始された自己催眠法です。「気持ちが落ち着いている」「両腕両脚が重たい」「両腕両脚が温かい」「呼吸がとても楽だ」「心臓が静かに打っている」「お腹が温かい」「額が涼しくて気持ちいい」といった暗示を順番にかけていきます。

この暗示をかけると、リラックスして、とても気持ちがよくなります。ストレスが取れている状態です。

副交感神経が働いているリラックス状態では、両腕両脚が重たくて温かく、呼吸がとても楽で、心臓が静かに打っていて、お腹が温かく、額が涼しくて気持ちがよくなっています。逆に、これらの暗示を体にかけることにより、副交感神経に切り替えて、リラックスしていくのです。自律訓練法を覚えると、心と体が一体で、心のリラックスの程度と体のリラックスの程度が同じなのが分かります。例えば、心も体もリラックスしているときに、嫌な人のことを考えてイライラすると、同時に呼吸も荒く、心臓も早く動くようになります。

寝つきが悪いというクライエントには自律訓練法を教えることにしています。副交感神経に切り替わるのでリラックスして寝つきやすくなります。また、寝られないときは嫌なことをずっと考え続けているのですが、人は同時に2つのことを考えることができないので、「右手が重たい」などの暗示をかけていると、嫌なことを考えないで寝てしまうという効果もあります。

頭痛、めまい、食欲不振などの自律神経失調症にも有効です。

6. 筋弛緩法

筋弛緩法はアメリカの神経生理学者ジェイコブソンが考案した方法です。自律神経の働きによって起きた緊張を意識的に取っていきます。身体各部位の筋肉を5～6秒間緊張させ、次にそれを一挙に弛緩（脱力）させることにより、不随意な緊張が意識的脱力につられてゆるんできます。脱力してゆるめている時間は少なくとも10秒は必要です。

まず仰向けになって、全身の力を抜きます。目を閉じて、体の緊張を取ります。両手のこぶしを5秒間握りしめます。こぶしの力をスッと抜いて10秒間弛緩状態を続けます。このとき筋肉が弛緩する感覚を確認します。これを2回繰り返します。両手の後、両腕のつけ根、顔、首とあご、肩、胸、腹、足と順番に、筋肉を5秒間緊張させ、その後緊張を解き、10秒間弛緩状態を続けることを各部2回ずつ繰り返します。

筋弛緩法をマスターすることにより、日常生活の中でストレスがあるときに、意識的に緊張を取ることができるようになります。

自分に合った方法を

呼吸法、自律訓練法、筋弛緩法ともに、いろいろ本が出版されていますので、興味があれば、挑戦してください。巻末の参考文献でも2冊紹介しています。本を読んでも実際に教わらないとよく分からないという場合は、カルチャーセンターやセミナーを受講されるといいでしょう。2〜3カ月でマスターできると思います。

副交感神経に切り替えるいろいろなリラクゼーション法を紹介しましたが、自分に合った方法を身につけて、ストレスがたまる前にリラックスしましょう。

うつ病になりにくい生き方、考え方

ストレスをためない8つの方法

うつ病の病前性格の人はストレスがたまりやすい生き方や考え方をしています。うつ病になりにくくするには、その生き方や考え方を変えていくことが必要です。私が今までのカウンセリングや自分の経験から考えた方法を紹介します。自分に向いているものから、実践していただけたらと思います。

1．がんばり過ぎない、がまんしない

「がんばる」と「がまんする」は日本人の美徳となっています。「がんばる」ことと「がまんする」ことはよいことだと考えられているのです。

しかし、うつ病の人のカウンセリングをすると、「がんばり過ぎて」「がまんし過ぎて」、うつ病になった人がとても多いのです。「がんばる」のも「がまんする」のも、ほどほどにしなければなりません。

英語では「がんばる」に当たる言葉がないと言います。日本人が試合の前などに、「がんばろう」「がんばろう」と掛け声をかけるときに、アメリカの人は「Take it easy.（気楽にやろうよ）」と言います。その方が、リラックスして試合でもよい結果が出ると思います。

70年代、80年代の日本の経済成長時代に『男はつらいよ』が大ヒットしました。会社員が「モーレツ社員」「企業戦士」と言われて働き続けた時代です。みんな寅さんの「がんばらな

い」「がまんしない」生き方に憧れたのだと思います。確かに寅さんは決してうつ病になりそうにありません。

職場で寅さんのように気楽にやっていると怒られるかもしれませんが、「がんばる」のも「がまんする」のも、ほどほどにしましょう。

2. 完全にやろうとしない

うつ病になる人は几帳面で仕事を完全にやろうとする人が多いです。

しかし、完全にやろうとすると大変です。非常に疲れます。高校受験、大学受験を経験すると、100点を目指すので、完全にしようとする癖がつきます。90点を取ろうとすると、80点の倍は勉強しなければなりません。100点を取ろうとすると、さらに倍の勉強をしなければなりません。

ただ、仕事は受験と違い、100点を取る必要のないものがたくさんあります。100点で納期に遅れるよりも、80点でも納期通りに行う方が大事です。100点の仕事を1つやるよりも、80点の仕事を2つやった方がよいこともあります。経理の仕事のように、1円単位まで合わせなければならない仕事や、プログラミングのようにバグが1つも許されない仕事もありますが、ほとんどの仕事は80点で大丈夫です。

仕事が忙しくなると、2つのタイプに分かれます。最初のタイプは仕事に比例して、帰る時間が遅くなっていきます。どの仕事も手を抜かないで、完全にやろうとするので、どんどん帰る時間が遅くなるのです。もう1つのタイプは帰る時間が少しは遅くなりますが、それほどは遅くなりません。仕事によって、適当に手を抜いていくのです。そして、うつ病になるのは、ほとんどが最初のすべての仕事を完全にしようとするタイプです。

私が企画の課長をやっていたときに、4人の事業部長に仕えましたが、そのうち1人は毎晩7時から部下と酒を飲みに行っていました。別の1人は毎日深夜まで仕事をして、終電がなくなり、タクシーで帰宅していました。しかし、実際の仕事の量は同じはずです。タクシーで帰宅していた事業部長さんはどの仕事も完全にしようとしていたのですが、部下と飲みに行っていた事業部長さんは、見事なまでに、メリハリをつけて仕事をしていました。

仕事の質と量のバランスを考えて、手を抜いてもよい仕事は手を抜くことが重要です。ただ、仕事の手を抜くというのは、ある程度仕事を覚えて、判断できるようになってからの話です。会社に入って10年くらいは、手を抜かないで、黙々と働くことが重要だと思います。

3. 優先順位をつけて、大事な仕事からこなす

20代の頃に、あまりにも仕事を抱え過ぎて、夜中に目が覚めたときがあります。次の日にやらなければならないことが頭を駆け巡り、なかなか寝つけないのです。

これでは、体をこわすと思い、次の日に会社に行ってから、やらなければならないことをす

べてノートに書き出してみました。すると、やることは減らないのですが、やらなければならないことを覚えておく必要がなくなったので、気分的に楽になりました。

次に、どうしてもその日にやらなければならない仕事に◎、その日にやった方がよい仕事に○、その日にやらなくてよい仕事に△をつけて区別しました。

会社に行くと、まず、◎の仕事からどんどんこなしていきます。◎の仕事が終わると○の仕事に手をつけます。◎の仕事が終わらないうちは遅くなっても仕事をしますが、◎の仕事が終わると、なるべく早く帰るようにしました。

するとしばらくして気づいたのですが、その日にやらなくてよい仕事△の中には、時間が取れなくて放っておくと、やらなくてもよくなる仕事が出てくるのです。このようにして、帰る時間は早くなり、気分的にも楽になりました。

もう実践されているかもしれませんが、優先順位をつけて、大事な仕事からこなすことが大事だと思います。そして、明日に回せる仕事は明日にして、なるべく早く仕事を切り上げて帰りましょう。

また、仕事はそれほど忙しくないはずなのに、周りの人に気を使って、ぐずぐずと遅くまで仕事をしている人もいます。人は自分のことに精一杯で、自分が思っているほど、他の人のことを気にしていないものです。帰れるときはなるべく早く帰りましょう。

4．自分で抱え込まないで、周りの人を巻き込む

仕事でつぶされないために、次に大事なのが、仕事を自分で抱え込まないで、周りの人を巻き込むことです。

うつ病になる人は、自分で仕事を抱え込み、耐えきれなくなってつぶれてしまいます。抱え込んで手をつけられないでいるほど、事態はだんだん悪くなっていきます。そして、もうダメだということがはっきりした時点で上司に相談しても、もはや上司としてもどうすることもできません。

自分でこなしきれないと思ったら、なるべく早く上司と相談して、周りの人を巻き込んでいくことが大事です。

5．自分の意見を言う、合わない人とは付き合わない

うつ病になる人は、すべての人に合わせて「いい人」を演じます。そのためには、自分の考えや感情を押し殺さなければなりません。これがうつ病の誘因となります。

本来の自分を大切にして生きると、その生き方に合う人も合わない人も出てきます。10人の人がいるとすると、2〜3人は私と合う、2〜3人は合わない、他はどちらでもないというのが自然です。ここで2〜3人の合わない人に好かれようとすると、自分を抑えて合わせなければなりません。別に合わない人には無理に合わせる必要はありません。嫌われるのを恐れない

で、自分の意見を言うことが大切です。

自分と合わない人でも、仕事では付き合わなければなりませんが、プライベートでは別に付き合う必要はありません。合わない人と付き合って、自分を押し殺して、疲れるのは止めましょう。

6．愚痴を言える人を作る

私のところにカウンセリングに来て、言いたいことを言い続けて、「あぁ、すっきりしました」と言って帰っていく人がいます。私が特にアドバイスをしたわけでも、問題が解決したわけでもありません。人は自分が抑えている愚痴や悩みを吐き出すと、特に解決していなくても、すっきりして元気になるのです。

仕事の後、飲みに行って、同僚と上司の悪口を言うのもこれに当たります。また、最近は少なくなりましたが、以前は一杯飲み屋で、ママがお客の愚痴をよく聞いていました。これもある意味、カウンセリングかもしれません。

しかし、うつ病になりやすい人は、愚痴や悩みを人に話さないで、自分で抱え込んでしまいます。自分の愚痴を気軽に話せる人、困ったことを相談できる人を作ることが大切です。

ただし、「人の不幸は蜜の味」と言われるように、人のゴシップを周りの人に話して楽しむ人がいます。どの人に愚痴を言っても大丈夫かを知っておく必要があります。その人が他の人のゴシップを話しているとすると、自分の話もゴシップで他の人に話されると考えられます。会社に気軽に愚痴を言える人がいないようでしたら、学生時代の親友でもいいと思います。

7．趣味を楽しむ（体を動かす、自然に接する）

土日は仕事のことをすっかり忘れて、自分の好きな趣味を楽しむことです。土日にも仕事のことが頭から離れなかったり、仕事をしていないと不安だと危険信号です。土日に楽しむことで仕事の疲れがリセットされて、月曜からまた新たに働くことができます。

特にお勧めなのは、スポーツや山登りなど体を使う趣味です。スポーツ選手や体を使う仕事の人はうつ病で心を病むことが少ないように思われます。人は頭を使うか体を使うかで、頭を使うほど、心も病みやすいのです。

月曜から金曜までは、会社で頭ばかり使うので、土日はなるべく体を使うことが効果的です。体を使ってそれに集中していると、悩んでいることを忘れてリフレッシュできます。

現在、人は高層建築の中で働いていたりしますが、もともとは自然の中で暮らしていました。このため、登山やハイキングなど自然に接すると心が癒されます。鉢植えやガーデニングもいいでしょう。また、犬や猫などのペットを飼うのも、とても癒されます。

8．自分の体の声に耳を傾ける

疲れがたまり続けると、自分の体で一番弱いところが悲鳴を上げます。胃腸の調子が悪くなる人、頭痛がする人と、人それぞれ出る症状が違います。うつ病になりやすい人は、体が悲鳴を上げても、無視して働き続けます。

素直に自分の体の声に耳を傾けることが大事です。そして、体が悲鳴を上げたら、土日は趣味のことを楽しむのではなくて、家でゆっくり休んで、疲れを取ることです。

ストレスをためない生き方、考え方を紹介しました。現在のうつ病の症状によっては、体を動かすなどできないこともあると思います。できることから始めてください。

嫌なことを受け入れる

心のゴミ箱のふたを開ける

「うつ病を治すためには、変わらなければならない」と書きました。「変わる」と同じくらい重要なのが「受け入れる」ということです。人は嫌なこと辛いことがあってそれを受け入れられないと、無意識にある自分の心のゴミ箱に入れて、見ないようにします。しかし、いくら無意識のゴミ箱に入れて見ないようにしても、なくなったわけではありません。ゴミ箱の中のものが増えてくるにしたがって、それを恐れるようになります。

昼間はしっかりと意識して、ゴミ箱のふたをしているのですが、夜寝ているときや酒を飲み過ぎて意識が弱くなると、ゴミ箱の中のものが暴れ始めます。普通に起きているときも、絶えず音楽を聴いたり、テレビを見たり、貧乏ゆすりをしている人がいます。静かで、じっとしていると、無意識の内容が意識に浮かんでくるので、音楽やテレビや貧乏ゆすりに意識を集中させているのです。

人が自分の心を見つめようとしないのは、自分の心の中が汚くて見たくないと思っているからです。しかし、どんな人の心もわがままで、利己的で汚いものです。ほとんどの人は自分の心を自分にも他の人にもきれいに見せているだけなのです。心をきれいにしようとすれば、まずは自分の心の汚さを見つめなければなりません。無意識に閉じ込められている「受け入れたくない」ことを「受け入れる」ことにより、ゴミ箱のゴミは減っていきます。ゴミ箱がきれいになっていくにしたがって、心の葛藤がなくなり、心も体もリラックスして、元気になっていきます。

第4章で解説した「慢性うつ病」のカウンセリングにおける「慢性化させている要因の受け入れ」も、この心のゴミ箱をきれいにすることにあたります。心のゴミが大き過ぎて、うつ病を慢性化させていたのです。自分の心を見つめていく作業によって心の葛藤がなくなっていくと、次第に抑うつ状態は改善されていきます。しかし、この心を見つめるという作業は気分が落ち込んでいるときには行わない方がよいと思います。気分が落ち込んでいるときに内省すると、なおさら落ち込む可能性があります。

カレン・ホーナイは『自己分析』の中で、「自分で分析を行う場合は、まだ自分の耐え得ないほどの洞察をひき出すような自己観察をしない」と自己分析の安全性を述べています。しかし、内省することにより、不安になったりするといけないので、精神科医やカウンセラーと相談しながら内省の作業を進めてください。

自分の辛い経験を受け入れていくことにより、心は少しずつ強くなっていきます。そして心が強くなったのに合わせて、より大きな経験を受け入れられるようになっていきます。ついに、否定していた「ダメな自分」を受け入れるようになります。

「70%の自分」を受け入れる

平井孝男先生が『うつ病の治療ポイント』の中で、次のように述べています。

うつ病の治癒・現実的治療の目標とは「調子のよい自分も調子の悪い自分も本来の自分だと受け入れて、うつ症状・軽いうつ症状・うつ症状の芽を受け止め、それらと上手につきあっていく」ということになるでしょう。

本質をついている言葉だと思います。うつ病になる人は「がんばらなければならない」という強迫的な考えで、「120％の自分」でがんばってきました。「120％の自分」が人に認められる「すごい自分」なのです。しかし、うつ病になると、「30〜40％の自分」の「ダメな自分」になってしまいます。

うつ病がある程度よくなってきても、「70〜80％の自分」です。「120％の自分」が本来の自分で、「70〜80％の自分」を「ダメな自分」だと否定してしまうと、「50〜60％の自分」に落ちていきます。

人は調子のよいときも悪いときもあると考え、「70〜80％の自分」も本来の自分だと受け入れてあげると、自然と「100％の自分」になっていきます。そして、以前の「120％の自分」は確かに「すごい自分」だったかもしれないけど、ちょっとがんばり過ぎだったなぁと思えるようになります。

生き方を変えるチャンス

競争から協調へ

どんな人でも、長い人生では一度か二度は挫折するものです。現在のように変化の激しい時代に、挫折しないで生きるということ自体が非常に難しいと思います。

うつ病になったときは、自分のそれまでの人生を振り返る絶好の機会です。なぜ挫折したのか、どうすれば挫折しなかったのか、そしてこれからの人生をどのように生きたらよいのかをじっくりと考えるのです。人は毎日忙しく生活していると、なかなか自分の生き方を考える時間が取れないものです。

現代では、どうしても競争社会を生きることになります。学生時代は一流高校、一流大学に入る競争。社会人になってからは、出世競争。素敵な異性とめぐり逢う競争。条件のよい人と結婚する競争。そのために、ダイエットやブランド品を身につけて、自分を魅力的に見せる競争。子どもをいい学校に入学させる競争。

しかし、競争社会に生きていると、いつかは挫折することになります。勝ち続けることは不可能です。そして、人と競争するのは、ストレスがかかり、疲れる生き方です。この機会に、人と競争する生き方ではなく、人と協調する生き方に変えることが大事です。人と協調する生き方はストレスが少なく、挫折しにくい生き方です。

また、自分の身の丈に合ったほどほどの生き方をするのが大事です。若い頃に、儒教の「中庸の教え」が理解できませんでした。何でもより優れている方がいいに決まっていると思ったのです。しかし、あることで抜きん出ようとすると、どうしても人生のバランスが崩れます。偉くなろうとして仕事ばかりすると、家庭がおろそかになります。遊んでばかりいると仕事がうまくいきません。仕事も家庭も趣味も人付き合いもほどほどにするというのがバランスの取れた、挫折しにくい生き方だと思います。うつ病になったのを機会に、自分のこれまでの人生を見直して、生き方のバランスを取ることが大切です。

あすのことはあすが心配する

私の好きな聖書の言葉に「あすのための心配は無用です。あすのことはあすが心配します」というものがあります。うつ病の人は、過去の失敗と未来の不安にとらわれて、今という時間を生きることができません。しかし、過去の失敗を悔やんでも、未来を不安に思っても、何も生まれません。人は今という時間しか生きることができないのです。

過去の荷と今日の荷と未来の荷を全部背負うからつぶれてしまいます。過去と未来を締め出して、今日という日のことだけを考えて生きるのです。自然と過去のことや未来のことが頭に浮かんでくると思いますが、今日を考えることに集中することです。今という時間を楽しめるようになると、うつ病は自然とよくなってきます。

「受け入れる」ことで治った2人のケース

以下に、「ダメな自分」「自分の病気と死」を受け入れたことにより、うつ病が治った2事例を紹介します。どちらの事例も私のカウンセリングを受けてはいましたが、私の貢献よりも、本人が辛いことを受け入れて、自分で治っていった要素の方が大きいと思います。

うつ＋アルコール依存症のどん底から
――Gさんの場合

［クライエント］
Gさん、男性38歳（初カウンセリング時）

［問題の経過］
アルコール依存症で遅刻が多く、月に4〜5日会社を休む。責任のある仕事が任せられない。

［面接期間・カウンセリングの回数］
04年9月〜07年7月、23回

［性格］
まじめ、几帳面

［家族構成］
独身（3年前に離婚）

［カウンセリングの流れ］
第1期　入院治療の時期
◇1回—04年9月初旬
「仕事の失敗と人にだまされたことがトラウマとなり、28歳のときにうつ病になった。そのときは、抗うつ剤を飲んでいたら、しばらくしてよくなった。それから自分に自信が持てなくなった。仕事も30代になってから、自分の苦手な人間関係の調整などが多くなってきたので、それも自信をなくさせた。

酒は会社に入ってから、毎晩飲み始めた。1人暮らしで寂しかったのかもしれない。数年前に、社内の人と結婚したが、毎日酒を飲んでいたので、喧嘩が絶えず、結局離婚することになった。離婚してから酒の量が増えた。最近は1日に1升飲む。土日は朝から飲むため、月曜日は調子が悪く、休んでしまうことがある。

酒で肝臓の値も悪くなって、医者から酒を飲むのを止めるように言われている。自分でも止めようとしたことが何度もある。2週間飲まなかったこともあった。しかし、1杯飲むと、酔うまで飲んでしまい、結局止められなかった。

自分でもこのままではダメになってしまうことはよく分かっている。人事からアルコールを断つための入院治療を勧められている。ただ、3カ月も入院することになるので、仕事のことが気になる。

父が大企業の重役をしていた。父を超えようと思っていたが、こんなことになり恥ずかしい。こんなにいろいろな話をしたのは生まれて初めてだ。気持ちがすっきりした」

〈カウンセリングを一緒にしませんか〉「お願いしたい」

〈入院治療を行った方がいいですよ〉「考えてみます」

人事の担当者から、無口でほとんど話さないと聞いていたが、よく話した。1人の寂しさと劣等感を強く感じた。

この後、04年10月初旬から12月下旬まで3カ月間、アルコール依存症専門の病院で入院治療を行う。
◇2回―04年11月中旬　入院中の病院で
「順調にいっているので、12月末には退院できると思う。最初は、鍵のかかったフロアーにいたが、今は外出もできるし、土日に外泊もできる。ただ、時間が経たなくて、退屈で困っている」

〈何か酒に替わる楽しみを見つけなければなりませんね〉「何か趣味を作ります」

少し太って、表情もよく、健康そうになった。
◇3回―04年12月中旬　入院中の病院で
「12月末に退院できることになった。本当に長かったがもう少しだ。体重はどんどん増えている。肝臓の値もよくなってきた。

昼間は別に酒を飲みたいとは思わないが、夜によく酒を飲む夢を見る。最初の2週間は、酒が飲みたくて、夜も寝つけなかった。今まで16年間ほど毎日酒を飲んでいた。うつ病の寂しさから、酒を飲み、酒を飲むことで、うつ病が悪くなるという悪循環だった。酒を止めると、うつ病にもよいと思う。後は、仕事などでストレスがかかったときに、酒を飲まないでいられるかだ」

◇4回―04年12月下旬　入院中の病院で

「3カ月は長くて、辛かったが、入院してよかった」

〈断酒は大丈夫ですか〉「断酒の自信はある。医師から『抗酒剤は続けた方がよい。自分は酒を飲めない体になったのだと認めた方がよい』と言われた」

退院後、断酒に自信があるのでカウンセリングは必要ないということで、カウンセリングは中断となる。

第2期　酒を飲み始めた時期

05年12月、Gさんの希望でカウンセリングを再開する。

◇5回―05年12月中旬

「05年5月から、土日に酒を飲み始めた。夕方になるとどうしようもなく寂しくなり、酒を飲んでしまった。一度飲むと止められなくなった。8月から酒のために、会社を休み始めた。このままではダメだと思い、カウンセラーに話を聞いてほしくなった」

◇6回―06年1月中旬
「正月から2週間毎日酒を飲みどん底だ。酒の量も増え、もう会社を辞めてもどうなってもよくなった。ただ、母親に申し訳ないので、死ねない」

疲労感が強く、心配なため、自殺しないように約束してもらう。
◇7回―06年2月初旬
「人事から酒を止められないのなら、会社を辞めるように言われた。もうどうなってもいい」

自暴自棄になっていて、非常に危険な状態である。人事と今後の対応を相談する必要がある。

第3期　軽躁の時期

◇8回―06年3月初旬
「突然2月にうつ病がよくなり、酒を飲まなくなった。今は飲もうと思わない。なぜうつ病がよくなったのかよく分からない。趣味に興味が出てきた」

前回と突然状態が変わった。日付を間違えたり、不安定な印象を受けた。人を見下した話をしたり、軽い躁状態だと思われる。注意して見守る必要がある。
◇12回―06年7月中旬
「夜中にずっと何かやっていて、朝方にうとうとするだけなので、3〜4時間しか寝ていない。

やりたいことがたくさんあって、寝る気にならない。

家の中の物とほとんどの電気製品を買い替えた。マンションを買って高層階に住みたい。仕事では今までは黙っていたが、これからは自分の意見を言いたい」

周囲の人と問題を起こさないレベルだが、まだ軽い躁状態が続いている。

第4期　安定期

◇14回―06年9月下旬
「自分がなぜよくなったのか知りたくなった。2月から突然、調子がよくなった。それまでの時間を取り戻そうと、寝る時間を惜しんで、いろいろなことをした。

最初に好奇心が回復した。その後、感情が回復した。6月から8月は怒りの感情が強かった。その後、今の自分でいいと思えるようになった。それまでは、自分の過去について考えることがなかったが、過去の記憶を思い出して懐かしいと思うようになった。

沈丁花《じんちょうげ》にいい香りを感じて、感覚を取り戻したと思った。何もしていなくても楽しいと感じるようになった。28歳でうつ病になってから、ずっと調子が悪かったので、なぜ元気になれたのか不思議な気がする。

当時は、酒を飲まない人が不思議だった。今は別に酒を飲もうと思わなくなった」

〈1月にどん底に落ちて、心の状態が変わったのではないですか〉「そうかもしれない」〈元気になられたときは、睡眠時間を削っていろいろなことをされるので、躁状態になったのではないかと心配しましたが、今日の話を聞いたら、もう大丈夫だという気がします〉「自分も最初は躁状態なのかと思った。これからも少しの変動はあるが大丈夫だという気がする」

躁状態を脱して、非常に安定した印象を受けた。

◇15回―06年10月中旬

「前回のカウンセリングで、人と話すことの重大さを感じた。小さい頃は、よく苛められた。小学校のとき、勉強や運動ができなくて、劣等感を持っていた。父が重役だったのも負担だった。

やっと元気になったので、もう一度会社に貢献したい」

自分から、今までの人生を振り返った。劣等感を受け入れたという印象を受けた。仕事に対してもやる気が出てきた。

◇19回―07年3月初旬

「もう1年間酒を飲んでいない。最近、土日は車でいろいろな所に行っている。釣りや写真を楽しんでいる。今は仕事が楽なので、趣味を生きがいにしている。

先日、いとこの結婚式で酒を飲んだ。ビールをコップ2～3杯飲んだ。もう酒を飲んでも大丈夫だと思った。

このように変化できたのは、自分を認められるようになったからだと思う。今までは、子どもで、自分を認めることができなかった。人の意見に従って生きていた。だんだん自分を客観的に見られるようになってきた。病名はうつ病だったが、自分が子ども過ぎたためだと思う」

自分を受け入れ、客観的に眺められるようになってきた。もう大丈夫だという印象を受けた。

◇23回―07年7月中旬

「うつ病だった頃は、夏の暑い日に1人でグラウンドを走らされている夢をよくみた。辛い夢だった。当時は仕事で自己実現しなければならないと思っていた。

うつ病になってから、うつ病はよくなっても、以前のような好奇心がなくなった。好奇心がなくなり、周りに合わせることが大人になったことだと思っていた。

うつ病が治ったときは、今の自分でもいいと思えるようになった。定年になってから楽しむという人が多いが、今を楽しむことが大事だと思う。昨年の2月から、いろんなことに感動できるようになった。それ以来、時間もゆっくりと流れるようになった」

すっかり人生観が変わった。もうカウンセリングの必要はないということで、この回で終了となる。

［解説］

専門的治療が不可欠なアルコール依存症

Gさんの事例はうつ病にアルコール依存症が併発したケースでした。Gさんも「うつ病の寂しさから、酒を飲み、酒を飲むことで、うつ病が悪くなるという悪循環だった」と振り返っています。アルコールのために離婚したことも、さらにアルコールへの依存を強めました。

アルコール依存症になると、自分では禁酒しなければならないことは分かっていても、体がアルコールを求めるために、結局飲んでしまうということを繰り返します。Gさんも「止めようとしたことが何度もある。2週間飲まなかったこともあった。しかし、1杯飲むと、酔うまで飲んでしまい、結局止められなかった」と語っています。

このような状態までアルコール依存症が進むと、専門の病院に入院して、物理的にアルコールを断つ治療が必要となります。Gさんのカウンセリングでは、まず入院治療を納得してもらうことから始まりました。

入院治療が始まると、アルコールを求めることができないように、鍵のかかったフロアーに隔離されます。この後、体がアルコールを求めなくなると、外出や土日に外泊も許されるようになります。Gさんもアルコールが体から抜けるにしたがい、胃腸の調子がよくなり、体重が増え、肝臓の値もよくなりました。

嫌なことからの逃避としての飲酒

3カ月の入院が終わって、いったんは酒を断てても、約70%の人は酒を飲み始めて、再びアルコール依存症に戻ります。アルコール依存症になる人はただ酒が好きで毎晩飲んでアルコール依存症になったわけではありません。ほとんどの人は何か嫌なことから逃避するために酒を飲んでいたのです。このため、体はアルコールを求めなくなっても、退院後に嫌なことに出遭うと、再び酒に逃避することになるのです。退院時には、病院から断酒会や抗酒剤を勧められますが、それだけでは不十分です。酒以外に逃避するものを作るか、カウンセリングなどでそれまでの人生を見直し、逃避する傾向自体をなくさなければなりません。

Gさんは「自分より、ひどい人が多く、入院治療までする必要はなかったのではないか」と他の入院患者に違和感を示し、断酒会に参加しませんでした。また、「断酒の自信はある」と語り、数カ月して抗酒剤を飲むのも止めました。

しかし、仕事でうまくいかなかったのが引き金となり、退院して5カ月後から、土日に酒を飲み始めます。だんだん酒を飲む量が増えて、05年8月から会社を休み始めます。退院後、断酒に自信があるということで、筆者とのカウンセリングを中断していましたが、Gさんの希望により、05年12月からカウンセリングを再開しました。

カウンセリングを再開したときGさんは、「正月から2週間毎日酒を飲みどん底だ。もう会社を辞めてもどうなってもよくなった。ただ、母親に申し訳ないので、死ねない」(6回)、「人事から酒を止められないのなら、会社を辞めるように言われた。もうどうなってもいい」(7回)と自暴自棄の状態でした。

月1回のカウンセリングであったため、十分な対応ができず、自殺をしないように約束してもらうことが精一杯で、Gさんの休みが増えて会社を辞めさせられないように願うばかりでした。

どん底に落ちてからの変化

しかし、06年2月にGさんの状態は急変します。うつ病がよくなり、酒を飲まなくなったのはいいのですが、「やりたいことがたくさんあって、寝る気にならない。家の中の物とほとんどの電気製品を買い替えた」と軽い躁状態を呈します。Gさんの躁状態はうつ病が治るときに現れる躁状態だと思われました。Gさんの躁状態は軽く、問題を起こすレベルではなかったため、注意しながら静観することにしました。

半年ほどの軽躁状態を経て、Gさんの心は安定してきました。Gさんの今までの自分を受け入れた話を伺い、うつ病を卒業したと感じました。Dさん、Eさん、Fさんは筆者とのカウンセリングの中で、感情の表出や慢性化している要因の受け入れを行うことにより、うつ病が治っていきましたが、Gさんにおいては、カウンセリングは月1回行ってはいましたが、Gさん自身の心の状態が変わることによってうつ病が治ったと思われます。

人はどうしようもないどん底の状態まで追い込まれて、それまでの心の状態で対応できなくなると、心の状態が突然大きく変化することがあります。この後でも説明しますが、Gさんにおいても、これ以上酒を飲めば会社を辞めさせられる立場に追い込まれて、心の状態は変わったと思われます。Gさんは「今の自分でいいと思えるようになった」と語りますが、第3章で説明したように、うつ病は「ダメな自分」を受け入れられないことから起こります。「すごい自分」を形作るのです。そして、「ダメな自分」を受け入れて自己像が統合されることで治ります。

Gさんのうつ病とアルコール依存症はお互いに落とし合う悪循環でしたが、うつ病が治ることにより、アルコール依存症も卒業することになりました。そして、「今までは、子どもで、自分を認めることができなかった。人の意見に従って生きていた。病名はうつ病だったが、自分が子ども過ぎたためだと思う」とうつ病の原因を自分の未熟さに帰着させます。その後、ドライブ、釣り、写真など趣味を充実させ、自分の人生を楽しむようになりました。そして、

「もう一度会社に貢献したい」と仕事に対する意欲も出てきました。もはやカウンセリングの必要はないということで、カウンセリングを終了しました。

がん再発への不安を越えて――Hさんの場合

［クライエント］
Hさん、女性36歳（初カウンセリング時）

［問題の経過］
04年4月に乳がんが分かり、休職する。入院し、両方の胸を切除する手術を受け、その後、抗がん剤の治療を行う。04年8月末に退院し、復職を目指す。その頃から、再発への不安で、抑うつ状態となり、心療内科を受診する。話して心を整理したいと、カウンセリングを希望する。

［面接期間・カウンセリングの回数］
04年11月～07年10月、54回

［性格］

まじめ、几帳面

［家族構成］

独身（1人暮らし）。父親が8年前に亡くなり、母親は仙台で1人暮らし、妹は結婚して別居

［カウンセリングの流れ］

第1期　乳がんを受け入れられない時期

◇1回―04年11月中旬

「今は復職を目指して、週2日会社に行ったり、心療内科に通院したりしている。会社や病院に行かない日は何もする気にならず、寝ている。気持ちを整理したいので、定期的にカウンセリングを受けたい」

思うように体が動かない自分にいらだたしさを感じている。

◇3回―04年12月初旬

「手術の1年位前から、いろいろな体の変調があった。乳がんと分かり、1カ月後に両方の胸

を切除する手術を受けた。手術まで、頭が真っ白な状態で、なるべく悪いことを考えないようにしていた。母親の前では明るく、1人になると落ち込んでいた。手術したら、また元気になるんだと思っていた。退院後、再発で死ぬ確率を調べると生きるか死ぬか半々だと分かった。再発の不安で気持ちが落ち込み、うつの症状が始まった」

今までの辛い思いを話され、終始涙ぐんでいた。

◇5回―04年12月中旬

「入院中は、ほとんど感情を出さないと、看護師さんが心配していたそうだ。父の病気のことを思い出して、あきらめていたところがあるのかもしれない。父は8年前にがんで亡くなった。がんだと分かってから亡くなるまで、1年間くらいあったので、心の準備ができた。とても優しい人だった。

何でこの歳で乳がんになったのか、納得できない。いつ再発するか不安だ」

自分が病気になったことを納得できないことで苦しんでいる。

◇8回―05年1月下旬

「家にいるときは気力が出ないで寝ている。これからどうなってしまうのか不安だ。父が亡くなったときから、人の死を意識するようになった。時間が経つのが怖い。今回病気になってそれが強くなった。

生きることは苦しいことだと感じる。何も感じないで生きていた頃が不思議だ。過去のことを考えると辛くなるので、考えたくない。将来のことを考えると不安になる。まだ会社の人以外では、2人の友だちにしか病気のことを話していない。自分で交際を狭めてしまっていると思う」

少しずつ辛い気持ちを見つめるようになってきた。

第2期　乳がんを受け入れる時期

◇13回―05年4月中旬

「辛くて自殺したくなることもあるが、母を悲しませたくないので、踏みとどまっている。8年前に父が死んだし、母は苦労ばかりしているので、これ以上悲しませたくない。

この歳で、何で乳がんになったのか、納得できない。いつ再発するか不安だ。うつ病もずっと治らないと思う。1日、1日を大切に生きなければならないと思うが、うつ病でほとんど何もする気になれないのが辛い」

気持ちを吐き出すように、3時間ほど、泣き続けた。

◇14回―05年4月下旬

「何でこの歳で、このような病気になったのか、納得できない。胸を失い、もう男の人と付き合うことも結婚することもできないと思うと辛い。病気を受け入れることができない。抗がん剤の治療はとても辛かった。気分が悪く、髪の毛がどんどん抜けた。どんな治療か知らなかったから受けたが、もう一度受けるように言われても受けたくない。人生は辛いものだと思う」

前回のように涙が枯れるまで3時間以上泣き続けた。

◇15回―05年5月初旬

「物事を積極的にとらえるようになってきた。カウンセリングがよかったと思う。本音で話せるようになり、気持ちが楽になった。人と話をするのが怖かったが、怖くなくなってきた。病気をしてから、自分の将来について考えられなかったが、考えられるようになってきた。半年前よりも、想像力、思考力、記憶力が出てきた」

急に明るく、何でも話してくれるようになった。13回と14回で悲しみの感情を表出したことにより、ある程度抑うつ状態も改善されてきた。

◇17回―05年5月中旬

「今までは会う友だちを制限していたが、最近、他の友だちにも会うようにした。友だちが自分のことを思っていてくれたことがよく分かり、それまでは自分が生きていた意味がなかったのではないかと思っていたが、生まれてきてよかったと思った。気持ちが上向いてきた。

食事も食べられるようになってきた。この病気をして、いろいろなことに気づいた。今までは気持ちをためる方だったが、話すことの大切さも分かった」

気持ちが外に向いて、積極的になってきた。
◇19回—05年6月初旬
「カウンセリングを大事にしなければならないと思い、だんだん本音で話せるようになった。カウンセラーの反応から、自分の考えが正しかったんだと確信でき、間違っているところを微調整することができる。カウンセリングを受けて、本当によかった。友だちとも本音で話せるようになった。もう一度、元気になりたい。これからも心が落ち込むことがあると思うが、今はとても前向きだ」
◇20回—05年6月中旬
「この2カ月ほどで、心が大きく変化したと思う。自分を客観的にみられるようになり、人に感謝する気持ちが生まれた。素直に自分の気持ちが言えるようになった。病気をしたことにより、気づいたことが多い。早く元気になって、職場に復帰したい」

これから体力の回復を行い、10月に復職を目指すことにする。

第3期　乳がんが再発、治療の時期

◇21回―05年6月下旬
「最近、再発して亡くなった人のことがよく思い出されて気になっていたが、先週、医者に行ったら、再発していると言われた。再発しても動揺しないように、心の勉強をしてきたが、やはり思ったようには対応できない。母に知らせるのが辛い。

手術をするかどうかは分からない。体の他の場所にも転移していると思われるので、これからの治療は延命治療になる。これからはどう生きていくか考える」

再発したことで動揺がみられたが、かなり冷静にこれからの自分を見つめていた。
◇22回―05年6月下旬
「人は守るものがあるから強くなれる。やはり家族が大切だ。これからは起きたことを受け入れられるように、しっかりと自分を持っていなければならない」
◇23回―05年7月初旬
「8月中旬に入院して手術し、その後、放射線治療を行うことになった。前回の入院よりも、カウンセリングをして、心に安心感がある。

元気になったら、また働きたい。病気をしたおかげで、家族に感謝できるようになった」
◇26回―05年7月下旬
「先日ふと、『死にたくない』と思った。今まで、死という考えにふたをしていたのかもしれない」

8月中旬に入院し、手術を行う。

◇28回—05年9月下旬　病院でのカウンセリング

「手術後に意識がもうろうとしているとき、『まだ死にたくない』と心が叫んだ。これからは心の叫びに耳を傾け、それに従って生きようと思う」

◇31回—05年10月下旬　病院でのカウンセリング

「仕事ができるように体を治して、来年の春に復職したい。私が元気になるまで、母親が一緒に暮らしてくれることになった。これからは母親や妹や友人と過ごす時間を大切にしたい。

今日で放射線治療が終わった。医者から、再発した場所に再発することはないと言われた。ただ、残ったがんが他のところに出る可能性はある」

◇35回—06年1月下旬

「カウンセリングを受けているうちに、今の自分のままでいいのだと思えるようになってきた。カウンセラーとは心から繋がっていると思う。

4月には元気になれると思うので、また仕事をしたい。仕事をしないで家にこもると希望がなくなる。希望があるから生きていける」

冬の間、咳が出て、体調の悪い日が続く。

◇39回―06年4月初旬
「検査値が上がってきたので、5月から抗がん剤を飲むことになった。体のどこかでがんができ始めたのか、心配だ」
◇40回―06年4月中旬
「来週から抗がん剤治療が始まる。退職することを一時考えたが、カウンセリングをしているうちに仕事をしたいと思った。また働くということが希望になる。

カウンセリングは本当にありがたい。自分の心を解放できるし、新しい気づきがある。今まではあまり人の意見を聞かないできたが、今はカウンセラーの意見に寄り添っている」

少し筆者に依存的になっているのを感じる。

第4期　乳がんが再度再発し、死を受け入れる時期

◇41回―06年6月初旬
「検査結果が出て、肺に転移していた。転移したと知らされて、今までは転移しないかとびくびくしていたが、逆に気持ちが楽になった。これからは、抗がん剤でがんが抑えられるか悪くなるかのどちらかだ。悪くなる場合は、半年生きられないかもしれないし、3年生きられるかもしれない。

今は生きているという幸せを感じている。今までは幸せだったのにそれを感じないで、不満を言っていた。ずいぶんともったいないことをしていたと思う。

以前会社の先輩から『人生は山を越えると次はもっと大きな山が待っている』と言われたことがある。神様は山を作るだけではなく、それを乗り越える強さも与えてくれる。生きているほど自分が強くなっていくのを感じる。これからはそのときにできることをやっていきたい。家族との時間を大切にしたい。今は感謝の気持ちが強い」

死に向かい合っている人とは思われないように穏やかに話された。
◇42回―06年6月下旬
「医者からがんが肺から骨にも転移したと言われた。『これから長い戦いになりますよ』と言われたので、『治りますか』と聞いたところ、『大丈夫、治りますよ』と言われた。

いつまで生きられるかということは気にはなるが、一番重要なことではない。今を大切に生きることが一番大切だ。

カウンセラー、家族、友だちとの時間を大切にしていきたい。独りぼっちでないことはとても嬉しい」

この後のカウンセリングでは、病気の話を離れ、普通の雑談が増える。
◇49回―07年3月下旬

「この冬は咳が止まらず、話をするには少し辛かったので、なかなかカウンセリングを受けられなかった。最近体調が優れない」
◇52回―07年7月中旬　病院でのカウンセリング
「6月に入院して、肺と頭に新たながんが2つ見つかった。ショックです。

現在は抗がん剤治療が始まって、頭髪が抜けてしまった。年内で抗がん剤治療は終わるので、何とか復職できればと思う。

抗がん剤投与後はいやと言うほど副作用を感じた。3日目から全身の骨や関節が痛み出し夜も眠れない日が続いた」

体は弱っているが、気持ちはしっかりしている。
◇53回―07年7月下旬　病院でのカウンセリング
「抗がん剤治療は痛みや髪の毛が抜けて本当に辛いが、でも明日また抗がん剤治療を受けに行く。何のためらいもなく行くんです。拒否することもできるのにね。

神様は人間を強く生きるために作ったのだと思う。あんなに弱い自分なのに痛みが消えて楽になったら、しっかり生きる方に向いている。辛かったことを忘れている。自分でもビックリする。

だからカウンセラーも、忘れて楽になってください。ファイト」

筆者がHさんの話を聴きながら辛そうにしていたので、逆に励まされた。
◇54回―07年10月中旬
「10月中旬に最後の抗がん剤投与を行った。12月には復職したい。肺と頭のがんは抗がん剤治療のおかげで小さくなった。先生からは、今まで生きていることが不思議と言われている。がんが小さくなって、今度の検査のときには、復職できるまでになっているのではとそれだけを願っている」

非常に復職への気持ちが強く、それを支えにここまでがんばってきた様子がうかがえる。生命力と強い意志を感じる。

この後、Hさんは体調を崩し、復職することは叶《かな》わず、07年12月下旬に退職となった。

08年6月、Hさんが亡くなったことを友人のQさんからのメールで知る。

［解説］

3時間以上泣き続けたことが転機に

Hさんは36歳の若さで、乳がんに冒されました。乳がんの再発を恐れて、うつ病となり、筆者のカウンセリングを受けることになりました。8年前に父をがんで亡くしたHさんにとってがんは死を強く意識させるものでした。Hさんは36歳の若さで、なぜ乳がんにならなければならないのだと、自分の病気を受け入れることができないで、苦しみます。

もともとまじめな性格のHさんは母親と周りの人に心配をかけないように辛い感情を抑圧していました。Hさんの状況ではほとんどの人が抑うつ状態になると思いますが、この感情を抑圧したことが抑うつ状態をより強めていました。そして、悲観的な考えに支配され、交際を狭めていました。

このような状態に変化が起こったのは13回のカウンセリングにおいてです。抑圧していた感情を吐き出すように3時間涙が涸れるまで泣き続けたのです。14回のカウンセリングにおいても、3時間以上泣き続けました。この2回のカウンセリングで、感情を表出したことがこの後の変化に繋がったと考えられます。

その後、「カウンセリングを大事にしなければならないと思い、だんだん本音で話せるようになった」「本音で話し始めてから、自分が変わり始めたのを感じる」と本音で話すことの大切さを語ります。そして、カウンセリングの効用を「カウンセリングをしていると、自分の中でいろいろなことが統合される」「自分の心を解放できるし、新しい気づきがある」と語ります。

今までいろいろな人のカウンセリングをしてきましたが、Hさんほど、カウンセリングの時間を大切にした人は珍しいのではないかと思います。Hさんも「カウンセリングの時間をムダにしないように、どんな話をしようか考えている」と語っています。「カウンセラーに受け入れてもらえたので、自分のことを受け入れることができるようになってきた。自分の考えをカウンセラーに受け入れてもらえると自信がついてくる。独りぼっちでないことはとても嬉しい」「カウンセリングを受けているうちに、今の自分のままでいいのだと思えるようになってきた」とカウンセリングを通して、自分を受け入れていきます。

どんどん澄んで強くなっていった心

最初再発したときは「先週、医者に行ったら、再発していると言われた。再発しても心が動揺しないように、心の勉強をしてきたが、やはり思ったようには対応できない。母に知らせるのが辛い」と泣きながら語りました。しかし、2度目に再発したときは「肺に転移したと知らされて、今までは転移しないかとびくびくしていたが、逆に気持ちが楽になった。今は生きているという幸せを感じている。今までは幸せだったのにそれを感じないで、不満ばかり言っていた。ずいぶんともったいないことをしていたと思う」と病気に負けない強さを示します。その心境を「神様は山を作るだけでなく、それを乗り越える強さも与えてくれる。生きているほど自分が強くなっていくのを感じる」「神様は人間を強く生きるために作ったのだと思う」と語ります。

そして、Hさんが残された時間に一番大切にしたものは、家族や友人と過ごす時間と仕事でした。「人は守るものがあるから強くなれる。やはり家族が大切だ」「病気をしたおかげで、家族に感謝できるようになった」と家族の大切さを語ります。また、友人との会話を楽しみます。そして、「先生からは、今まで生きていることが不思議と言われている」という状態でありながら、復職を目指します。

Hさんの心はどんどん澄んで、強くなっていきました。そして、Hさんの死を受け入れることができない筆者を「辛くならないでください。カウンセラーも、忘れて楽になってください。ファイト」と逆に励ましてくれます。その境地を「いろいろなことを切り捨てると、喜びや嬉しさが生まれる。そうすると感謝の心が生まれる」「最近、必要なものは本当に少しだと思い始めた。服もほんの少しあればよいし、周りの品物もほんの少しで大丈夫だ。過去の思い出や苦労したことも必要ない気がする」「いつまで生きられるかということは気にはなるが、一番重要なことではない。今を大切に生きることが一番大切だ」と語りました。

Hさんが体調を崩されてからはカウンセリングを行いませんでした。友人のQさんのお話ですと、最後まで、友だちとの会話を楽しまれ、友だちのことを気遣ってくれたということです。最後は苦しまず眠るように亡くなったそうです。

Hさんのカウンセリングでは、筆者はただ話を聴くことに徹し、Hさん自らがカウンセリングを通して変わっていきました。そして、カウンセリングで自己開示することの大切さと自分を受け入れることの大切さを再認識させてもらいました。また、家族と友人、仕事の重要さ、感謝の心、今を生きることの大切さ、そして人間の強さを学ばせてもらい、忘れられないカウンセリングとなりました。

変わることを恐れていませんか

追い詰められれば変わる

性格は変わらないとよく言われますが、心の状態が変われば性格は変わります。しかし、人は心の状態が変わることを恐れて、なかなか変わろうとはしません。人の心の状態が変わるのは主に、カウンセリングを受けて変わるか、どうしようもない状態に追い込まれたときです。また、自分で自分の心を見つめて、心の葛藤を取り除くときにも、ゆっくりと変わります。

Dさん、Eさん、Fさんは私のカウンセリングを通して、心の状態が変わっていきました。Gさん、Hさんは私のカウンセリングを受けてはいましたが、自分で変わったという面が大きいと思います。Gさんはそのままの自分を受け入れることにより変わりました。Hさんは自分の病気と死を受け入れることによって変わりました。

カウンセリングを受けていなくても、追い詰められて心の状態が変わることがあります。日野原重明先生が、次のように語っています。（「どらく」ひとインタビュー　2007年4月16日）

「小さい頃に腎臓病を患い、大学へ入学してからは結核で1年間休学を強いられた経験もあった。60歳まで生きられたら、それでいいかなと実は思っていた。それが180度変わったのは、1970年によど号のハイジャック事件に遭遇した時です」

「機内では赤軍派がダイナマイトや日本刀を持っていて『機動隊が来たら爆破する』と。そんな緊張状態が丸4日間続いて、韓国の金浦空港で解放され、タラップを降りて土を踏んだ瞬間だったね。何だかそれまでと世界がまったく違って見えたんだ。『60歳で人生終わり』と思っていたけれど、いや違う、これから始まるんだとその時確信した」

みなさんよくご存じのように、日野原重明先生は99歳の現在も健康で積極的に働かれています。先生はハイジャックの飛行機の中の極限状態におかれて、心の状態が変わったのではないかと思います。

また、サグラダ・ファミリアで知られる建築家のアントニ・ガウディ氏が死のうと思い、絶食したことがあります。しかし、結局死に切れなかったのですが、その後、人が変わって、サグラダ・ファミリアの建造に、命をかけて働き続けたそうです。ガウディ氏も生死の境をさまよって、心の状態が変わったのだと思います。

夜明け直前の闇が最もくらい

このように、追い詰められて心の状態が変わることは偉人だけに起こることではなく、普通の人でもみられます。

以前、障碍《しょうがい》のあるお子さんのサポートをするボランティア活動をしていたことがあります。そのときに、いろいろな障碍者のお母さんに接したのですが、障碍者のお母さんに明るい人が多いことに驚きました。

子育てはとても大変ですが自分の子どもが育ってくれることに喜びがあり、何とかがんばれます。しかし、障碍のあるお子さんのお母さんには喜び以上に辛いことが多いと思われます。お母さんは自分の子どもに障碍があることを悩み続けたことでしょう。何で自分の子どもは障碍があるのだろうと。そして、神様を恨んだでしょう。しかし、いくら悩んでも、恨んでも、自分の子どもを取りかえることはできません。そして、最後には自分の子どもの障碍を受け入れざるをえなくなります。そのときに、お母さんの心の状態が変わるのだと思います。前を向いて歩き始めるのです。

Hさんのように、がんを宣告されると、どんな人でも、自分の死を受け入れることができなくて悩みます。しかし、いくら悩んでも、恨んでもどうにもなりません。死から逃げることはできないからです。そして、ついに死を受け入れざるをえなくなります。すると、心の状態が変わります。そして、残りの人生を真剣に生き始めます。一日もムダにできないのです。

神様は本当にうまく人の心を作ったと思います。どんなに辛いことでも、それに負けないで耐え忍んでいれば、新しい世界が開けます。「夜のおわりに朝がくる。しかし、夜明け直前の闇は最もくらい。」というむのたけじさんの言葉があります。あきらめないで生き続けると、その暗い闇を乗り越えたところに新しい世界が開けるのです。それは、周りの環境が変わるということではありません。辛い現実を受け入れて、自分の心が変わるということなのです。

そして、カウンセラーという仕事は、1人で闇に耐えるのは辛過ぎるので、一緒に寄り添って、その辛いことを受け入れるのを助けてあげる仕事だと思います。

終章　慢性うつ病は必ず治る

医師にはどうかかればよいのか

医師とカウンセラーの役割分担

20世紀初めにフロイトが精神分析を行った時代は、精神科医が投薬と心理療法（カウンセリング）の両方を行っていました。

しかし、フロイトの時代より薬が進歩して、多くの心の病気が投薬でよくなるようになりました。また、心を病む人が増えて、精神科医が1人1人に時間をかけて、心理療法を行う時間が取れなくなってきました。

このため、現在は投薬と心理療法が分業して、主に精神科や心療内科の医師が投薬を行い、カウンセラーが心理療法を行うようになってきました。ただ、精神科や心療内科の医師でも投薬だけではなく、心理療法を取り入れている先生もいらっしゃいます。

このような時代には、医師とカウンセラーが協力して、心の病気の治療に当たることが重要となります。共通の目標に向かい、情報を共有し、必要に応じて連携を取ることも必要です。

また、クライエントも医師とカウンセラーの役割の違いをきちんと理解しておくことが必要です。

医療機関の選び方

心の病気の治療は、一般的に精神科や心療内科で受けられます。重い症状がある精神病の場合は入院施設のある精神科をお勧めしますが、うつ病の人の初診は精神科でも心療内科でもよいでしょう。精神科に抵抗があり心療内科であれば受診できるという方も多くいらっしゃいます。

医師がより専門の治療が必要だと判断する場合、自分で専門的治療を受けたいと希望する場合は、診察を受けた医師から紹介してもらえます。例えば、入院治療が必要な場合は精神科を紹介されることもあります。また、精神科であっても身体の病気を併発している場合などは、内科や神経内科などと連携を取りながら治療する場合もあります。

大病院と個人クリニックには、それぞれ特徴があります。大病院は、入院施設があることと、医師が複数いることが特徴です。さらにコメディカル（看護師、カウンセラー、臨床心理士、精神保健福祉士、作業療法士）が幅広く常駐している病院もあります。一方で、医師の異動がなく、通院の利便性がよいなどで、個人クリニックの方が好まれる場合もあります。また、発達障害、摂食障害などの専門治療、精神分析、認知行動療法などの心理療法により特化している個人クリニックもあります。

医療機関の選び方のポイントは、まず、継続して通いやすい場所にある機関を選ぶことです。そこにどのような専門家がいるか、ＨＰや問い合わせで確認するのもよいでしょう。また、ＥＡＰ（従業員支援プログラム）の窓口や公的機関などの窓口で、医療情報を聞いてみるのも１つの方法です。ＥＡＰとはEmployee Assistance Programの略称で、アメリカで始まった職場のメンタルヘルスサービスのことです。社員の心の問題に対応するために企業が自社の内部で設置する場合と、外部のＥＡＰ会社に委託する場合とがあります。

通院する病院やクリニックで出会った医師が自分にとって信頼できるかどうかはとても重要です。心の病気では、必要な話はきちんと聞いて、相談に乗ってくれることが大切です。医師との信頼関係が必要なのです。信頼して、自分の病気を任せられる先生を見つけましょう。

長い期間（３カ月から６カ月）改善がみられない場合や、治療方針に不安がある場合には、セカンドオピニオンを求めたり転院する方もいます。その場合もカウンセラーなどと相談しながら慎重に実施しましょう。そして、この先生だと決めたら、先生を変えず継続的にその先生に診てもらうことが大事です。慢性うつ病のように、長期間にわたる病気の場合は、信頼できる先生に症状や治療の経緯を理解してもらっておくことが重要となります。

カウンセラーを探してみよう

信頼できるカウンセラーとは

カウンセリングにおいて一番大事なことは、カウンセラーとの間に信頼関係を築くことです。カウンセリングを始めると、カウンセラーと一緒に、長い心の旅に出ることになります。一緒に旅して、無事にゴールにたどり着くためには、心から信頼できることが必要です。このカウンセラーなら、安心して何でも話すことができる。このカウンセラーとなら、うつ病がよくなって、もう一度元気になれると思えることが大事です。

カウンセラーに何でも話せるためには、カウンセラーが同じ目線の高さであることが必要です。また、カウンセラー自身が多くのうつ病のカウンセリングの経験を持ち、うつ病が治っていく過程をよく理解していることが大事です。カウンセラーに今までのうつ病のカウンセリングの経験を訊ねてみてもいいでしょう。

2〜3回カウンセリングを受けて、このカウンセラーは自分に向かないと思ったら、遠慮せずにカウンセラーを変えた方がよいと思います。ただ、頻繁にカウンセラーを変えるのも問題です。その度に、それまでの話がリセットされて、再び最初から始めることになります。このカウンセラーがよいと思ったら、そのカウンセラーに任せることが大事です。

どこで受けられるのか

現在カウンセラーには、臨床心理士、キャリアカウンセラー、産業カウンセラー、心理相談員、認定心理士などさまざまな資格があります。ただ、医師、弁護士、公認会計士などと同様、それぞれの資格はその行為を行ってよい最低限のレベルを保証するだけのものです。どの資格でも資格修得後の経験が重要となります。カウンセラーの場合は、カウンセリング経験ばかりでなく、カウンセラー自身の人生経験も重要です。

人生相談やキャリア相談の場合は、いろいろな資格の経験豊富なカウンセラーを探されたらよいと思います。ただ、うつ病の場合は、心の疾病について専門的な教育を受けている臨床心理士を選ぶのが無難ではないかと思います。

臨床心理士は大学院教育ならびに心理療法や心理検査など専門的な臨床訓練を受け、資格を取得しています。そのため医師とのより専門的な連携が可能になります。医師は診断と投薬を主に行うので、診療時間内に話を聴く時間を十分に確保できない場合や心理検査・心理療法が必要な場合に、臨床心理士を紹介することが多くあります。

また、医療機関だけではなく心理専門相談機関でもカウンセリングを受けられます。公的機関、ＥＡＰ機関などでは所属管轄機関負担での相談が可能ですが、残念ながら、カウンセリングは保険が適用になりません。そのため、クリニックや心理専門相談機関でのカウンセリングの多くは1回で５０００円から1万円ほど費用がかかります。その他、大学院（臨床心理士指定大学院）併設の相談室などでは比較的経済的に心配なく（1回３０００円程度）カウンセリングを受けることができます。また、医療機関でのカウンセリングは、診察の心理療法の枠で一部保険適用になる場合もありますので、あらかじめ医療機関に問い合わせるとよいでしょう。

カウンセラーの探し方は、医療機関と同様、利便性も含めて信頼できるカウンセラーを探しましょう。継続したカウンセリングを受ける場合にはあらかじめ必ず主治医に相談しましょう。カウンセラーを主治医から紹介してもらえる場合もありますし、人の紹介や本、ＨＰを調べて見つける方もいらっしゃいます。臨床心理士であれば、『Ｗｅｂ版　臨床心理士に出会うには』（日本臨床心理士会　http://www.jsccp.jp/near/）を参考にしてください。

うつに効果的な療法とは

カウンセリングにはいろいろな療法があります。精神分析療法、来談者中心療法、認知行動療法などが有名です。それぞれの人や疾病に向いている療法があると思われます。

私のカウンセリングはカール・ロジャーズの来談者中心療法とフロイトの精神分析療法をべ

ースとしています。そして、C・G・ユング、カレン・ホーナイ、V・E・フランクル、エリック・バーン（交流分析）、F・S・パールズ（ゲシュタルト療法）の考えや手法を取り入れています。また、人生に対する基本的な考え方としては、仏教とキリスト教に影響を受けています。ただ、ある程度カウンセリングを経験してからは、ほとんどそれぞれの療法の手法や分析を意識しなくなりました。

カウンセリングの入門書を読んで、自分に向いていると思う療法を見つけるとよいでしょう。うつ病になりやすい認知の変更には認知行動療法が有効です。また、自分の課題を発見するためには交流分析が有効です。抑圧した葛藤や感情の表出には精神分析療法やゲシュタルト療法が有効です。幼少期からの過去を振り返り受け入れていくには、内観療法が有効です。うつ病を起こしている要因が家族関係にある場合は、家族療法が有効です。

この後、簡単にそれぞれの療法を紹介します。参考文献に代表的な本を載せましたが、興味のある方は自分に向いた本を探してください。

精神分析療法

ジークムント・フロイトの創始した心理療法です。フロイトはこの本でもたびたび登場した無意識を発見した人です。

フロイトは人間の心を、今気づいている心の部分「意識」、今は気づいていないが、努力によって意識化できる部分「前意識」と、抑圧されていて意識できない部分「無意識」とに分けて理解しました。そして、過去の不快な外傷体験や欲望が無意識の中に抑圧され、発散されずに蓄積されることにより、病気や問題行動が発生すると考えました。

このため、治療目標は無意識に抑圧された心的葛藤の意識化に置かれます。クライエントは抑圧されていた葛藤が解放され（カタルシス効果）、自分の無意識に気づき（洞察）、症状が緩和します。

無意識を探る方法としては、自由連想法（頭に浮かぶことを選択せず、何でもありのままにカウンセラーに話す）や夢分析などの手法を用います。

精神分析療法自体は、最近は減少してきていますが、フロイトの考えは他のさまざまな療法にも影響を与えています。

心理学に興味のある方は、フロイトの心の理論（意識・前意識・無意識、自我・イド・超自我、防衛機制、転移・逆転移など）や心の発達理論（口唇期、肛門期、エディプス期）は基本ですので、一度勉強することをお勧めします。

来談者中心療法

カール・ロジャーズが創始した心理療法です。心の理論の基礎を作ったのが、フロイトだとすると、カウンセリングの基礎を築いたのが、ロジャーズです。

来談者中心療法では、自己不一致（自己概念と経験のずれ）が問題行動の原因であると考えます。カウンセリングでは、クライエントが自己一致（感情と行動に矛盾がない状態）になることを目標とします。

問題は何か、どう解決したらよいのかについて、最もよく知っているのはクライエント自身であると考えます。このため、カウンセラーはクライエントの体験に心を寄せて、その体験を尊重することが重要です。

カウンセラーの基本的態度としては、①自己一致（ありのまま、透明に、構えのない自分でいられること）、②無条件の肯定的配慮（クライエントをかけがえのない独自の存在として尊重する態度）、③共感的理解（その人の主観的な見方、感じ方、考え方を、その人のように見たり、感じたり、考えたりすること）の3つの条件が求められます。

クライエントの話を聴く傾聴の技法としては、うなずき、あいづち、繰り返し、感情の明確化、フィードバック、自己開示などを用います。

来談者中心療法のカウンセラーの基本的態度と傾聴の技法は、多くの他の療法においても、カウンセリングの基本となっています。

認知行動療法

認知行動療法はアーロン・ベック、アルバート・エリス、ドナルド・マイケンバウム、アーノルド・ラザレスなどにより確立された心理療法です。

同じストレスを抱えても、平気な人もいれば病気になる人もいます。ストレス刺激（出来事）とストレスの結果（感情・行動）の間にその人の認知（考え方・捉え方）があると考えます。ストレス刺激に直面したとき、その人の認知により、ストレスの結果が変わるのです。

コップに牛乳が半分あるときに、「半分しかない」と考えることも、「半分もある」と考えることもできます。仕事で大きなプロジェクトを任された場合でも、「だめだ、できるはずがない」と考えることも、「自分にとってのいい経験になるはずだ」と考えることもできます。捉え方によって、ストレスのかかり方が変わるのです。

うつ病になる人は、ストレスがかかる捉え方をしやすいと考えられます。例えば、白黒思考（物事を白か黒のどちらかで考える。完璧でなければすべて失敗と考える）、極端な一般化（たった1つのよくない出来事があると、すべてそうだと考える）、すべき思考（自分や他人に対して「〜すべきである」「〜しなくてはいけない」「〜すべきではない」といつも考える）、レッテル貼り（特定の出来事や行動にフォーカスせず、おおざっぱなレッテルを自分や他人に貼る）、結論の飛躍（根拠がないのに否定的な結論を出す）などの捉え方です。

認知行動療法の目標は、まずこのストレスのかかる認知を患者に意識させること、そしてこの認知の歪みを修正することを通じて、人格や行動に健全な変化を起こすことです。

交流分析

交流分析は、エリック・バーンによって開発された性格およびコミュニケーションの理論とそれに基づく治療体系です。理論的には精神分析を基盤にしていますが、無意識の存在は仮定せず、「今・ここで」を重視し、人間性心理学（精神分析と行動主義の二大勢力に対する第三勢力。人間を自由意志をもつ主体的な存在として捉える立場）の中に位置づけられています。交流分析は主に、①構造分析、②交流パターン分析、③ゲーム分析、④脚本分析の4つからなります。

①構造分析

交流分析では、人は誰も自分の中に「親の自我状態（P）」、「大人の自我状態（A）」、「子どもの自我状態（C）」を持っていると考えます。

Pは「父親的な批判的な親の自我状態（CP）」と、「母親的な擁護《ようご》的な親の自我状態（N

P)」に分けられます。Cは「自由奔放な子どもの自我状態(FC)」と「順応した子どもの自我状態(AC)」に分けられます。

人間の自我状態はこの5つに分けられ、5つの自我状態のバランスが取れず、偏った使い方をすると不適応が起きると考えます。

構造分析では、バランスの取れた適応ができるように、自分の自我状態を把握し、分析します。この分析を行うことにより、自分の性格や行動に対する気づきが得られます。

②交流パターン分析

人と人がどのような自我状態で作用し合うかを、5つの自我状態を用いて、簡潔な形で図式化し、理解します。この分析を行うことにより、人との交流で、なぜ嫌な感情が残るかが分かります。

③ゲーム分析

他者との関わりの中で、繰り返し起こり、不幸な結果を招いているやりとりを「ゲーム」と呼びます。「ゲーム」に気づき、そこから脱却する方法を見いだします。

④脚本分析

人生を1つのドラマに見立て、その中で人が演じる役割や筋書きを「脚本」と呼びます。脚本は幼少期に両親から影響を受けて作られた生き方で、それを分析することで、自分が無意識のうちに捉われているものや、自分の性格形成を理解します。

これらの分析を行うことにより、今までの人生の問題点が明らかとなり、今後の生き方が見えてきます。

交流分析は、主に集団療法として発展し、企業や学校などでも採用されています。

ゲシュタルト療法

フレデリック・パールズを中心に提唱された心理療法です。ゲシュタルトとは、「全体」「統合」などを意味する言葉です。その心理療法も、統合を志向する人格への変容を目的とします。

心理療法の中で観察される不統合の人格像は、1つには、2つ以上の欲求が競合していて、選択することができない状態の中に見ることができます。もう1つは、完結していない経験や心残りといった未完結の経験の中に見ることができます。この不統合な人格像を左記の技法による気づきを通して、統合した人格像に変容することを目標とします。

①ホット・シート

椅子を用いて、それらの上に、イメージ中の他者や自己を座らせて対話をする技法です。これは未完結の経験を完結する、自らの欲求や感情・価値観に気づく、2分割されている自己に気づく、などのために用いられます。

②夢のワーク

夢を過去の出来事とせず、「今、ここ」において再現し、登場人物や事物になってみるのがこの技法です。クライエントは自らの夢の中に投影された自己の問題点に気づきます。

③ボディ・ワーク

内面的な心の状態が、象徴的に身体に現れると仮説し、身体に関わろうとします。腰が痛いクライエントの場合には、擬人法により、腰になってみて、どんな感じがするか、その感じを誰に対して表現したいかなど、身体を通して気づきを発見するのがこの技法です。

ゲシュタルト療法は、個人のカウンセリングの形態だけでなく、グループで行われる場合もあります。

内観療法

内観は、吉本伊信が浄土真宗の修行法の「身調べ」からヒントを得て開発した自己探求法です。内観では、自分にとって重要な人物との関係を具体的に調べていきます。

内観を心理療法に応用したのが内観療法です。内観療法の形態として、集中内観（1週間集中的に行う）と日常内観（日常の生活の中で数分間から数時間行う）の2つがあります。

集中内観においては、母親、父親、重要人物（配偶者、子ども、祖父母、兄弟姉妹、友人など）に対して、①お世話になったこと、②お世話をして返したこと、③迷惑をかけたこと、を年代順に具体的に調べます。

指導者は1～2時間ごとにクライエントの部屋を訪ね、面接します。クライエントは内観した内容を3～5分にまとめて報告し、指導者は静かに耳を傾け聴きます。

内観を行うことにより、「多くの世話を受けていた自分」「して返したことの少ない自分」「多くの迷惑をかけていた自分」の姿が浮き彫りになります。そして、自分の自己中心性と周囲の人々の愛情に気づきます。

内観療法は、自分が他者の愛に包まれていることを体験させると同時に、自分が相手とは異なった人格であることを自覚させ、自他の分離を促進させるという両面の機能を持っています。その結果として、現実に基づいた自己像や他者像が再構成されます。そして、さまざまな洞察が広がり、多面的な見方や多様な価値観に気づき、柔軟で肯定的な見方へと変化していきます。

内観療法では集中内観が内観の基本ですが、帰ってからの生活の折々で日常内観を行います。自己啓発の目的で内観を体験したい人の場合は、1週間は長過ぎるという意見があり、最近では1泊2日や2泊3日の短期内観研修会の試みがなされるようになっています。

家族療法

家族療法は家族を1つのまとまりとして捉えて治療をする心理療法です。つまり、個人に病理を求める個人療法とは対照的に、家族療法は家族システムの機能不全と捉えます。

例えば、子どもの不登校で悩んでいる家族で考えましょう。不登校は子どもや親を原因とは捉えません。家族誰もが責められるべきではなく、家族メンバーや社会との複雑な相互作用によりそれぞれの関係の中で悪循環になってしまったと考えます。そのため、不登校の子どもは家族システムの病理を代表して症状や問題を表す家族メンバーIP（Identified Patient 患者の役割を担う人）と呼ばれます。

家族療法では、個人での治療以外に、夫婦療法や家族合同面接が多く行われるので、家族が一緒にカウンセリングに取り組むことができます。1950年代にアメリカから始まり、最近は日本でも注目されるようになりました。特に会社員のうつ病において、家族療法や夫婦療法が有効であるという調査報告もされています。家族療法では、うつ病などの病気を1人ではなく家族と複数で取り組むことで、家族それぞれもサポートされるようになります。そして、それぞれが協力し、支え合いながら繋がりを構築していくようになるのです。

家族にとっても辛い病気

無理すると長続きしない

うつ病は本人にとっても辛い病気ですが、それを支える家族にとってもとても辛い病気です。うつ病になる方の病前性格は、まじめ、几帳面、がんばりや、責任感が強いなど、家族にとっては、理想的な「よい夫」「よい妻」「よい母」である場合が多いのです。そのため、うつ病で突然性格や行動が変わってしまうことはなかなか受け入れられません。

「何でうつ病になったのだ」「私の対応が悪かったのか」と自分の対応や発言に悩むこともあります。また、本人の代わりにいろいろなことをこなすうちに、「何で私がこんな目に遭わなければならないんだ」という怒りも湧いてきます。

一緒にいるとこちらまで気がふさいできます。看病に疲れて、優しくできない自分を責めます。そして、自分ばかり忙しく、じっとしている相手に腹がたちます。その怒りをぶつけて喧嘩になり、人間関係がおかしくなっていきます。

家族の方にはうつ病の人だけでなく、自分をいたわってほしいと思います。うつ病は回復までに半年や1年もかかる病気です。無理をしていると長続きしません。自分も気分転換をしながら、じっくりと長期戦に備えなければなりません。

ふさいだ本人への接し方

私が家族の方に語りたいのは、「うつ病は治る病気だ」ということです。決してあきらめないでほしいのです。

うつ病の治療においては、うつ病の人がゆっくりと安心して、療養に取り組むために、家族の役割がとても重要です。そのためには、うつ病という病気について理解しておくことがとても大切です。また、本人の気持ちを思いやること、そして本人と心が通い合っていることも重要です。

実際、うつ病の人がふさぎこんでいると、家族の方はどう対応してよいのかと悩むことが多いのではないかと思います。平井孝男先生が『うつ病の治療ポイント』で述べていることを中心に、接し方のポイントをまとめてみました。

・本人がゆっくり休養できるように気をくばる
・本人の苦しさを思いやる
・本人の身になって話を聴く
・疎外感を持たせない

・不適切に励ましたり、急がせたり、焦らせたりしない
・本人の身になった言葉をかけてあげる
・答えを要求する質問を避ける
・本人の迷いや質問を一緒に考えてあげる
・多面的な見方があることを教えてあげる

家族にも必要なストレス対処法

うつ病が長期化すると、介護疲れから家族が病気になったり、心を病むこともあります。

家族の方もストレスをためないように、ストレス対処法を身につけたり、好きな趣味で気分転換することが大事です。

どう対応したらよいか分からないとき、自殺の心配があるときは、1人で抱えずに、医師やカウンセラーに相談してください。

家族の方も疲れ果てる前に、カウンセリングで悩みを吐き出してください。そして、カウンセリングを通して、相手がうつ病であることを受け入れることができると心が楽になると思います。

また、カウンセリングでは、先に述べた家族で面談を受ける家族療法というものもあります。

本人と一緒に家族療法を受けることにより、相手の本心が分かったり、どう対応したらよいか分かったり、関係が改善することもあります。

うつ病を本人だけの問題ではなく、家族の問題という視点で捉え、本人と家族で協力してうつ病に向かってほしいと思います。慢性うつ病が治ると、病気になる前よりも、家族の仲がよくなり、深い絆で結ばれるということも多いのです。

「治す」という信念を

私は今までのカウンセリングの経験から、「慢性うつ病」は必ず治ると信じています。

前にも述べましたが、うつ病を治すために、これをやったら誰でも絶対によくなるというものはありません。元気になろうといろいろと試行錯誤しているうちに、少しずつよくなっていきます。

大きな視点で見ると、慢性うつ病は第3章で紹介したモデルで捉えることができます。そして、「人間関係の構築」「悲しみと怒りの感情の表出」「慢性化させている要因の受け入れ」「強迫的な考えの消失」という4つの過程を経ることにより、慢性うつ病は治ると思います。

ただ、同じうつ病でも、それぞれの人毎に、性格もうつ病になった原因も違うので、カウンセリングでは、その度に試行錯誤の連続です。この本で紹介した8人の事例においても、カウンセリングで実際に行ったことはそれぞれ異なります。

繰り返しになりますが、「うつ病を治す」「自分を変える」という強い信念を持って治療に専念すれば、「慢性うつ病」は必ず治ると思います。「夜のおわりに朝がくる。しかし、夜明け直前の闇は最もくらい。」（むのたけじ）という言葉を信じて、できることから1つずつ試されてください。

あとがき

私の書いた本を読んでいただき、本当にありがとうございます。

私はもともとはエンジニアで、半導体レーザの研究・開発を行っていました。とても興味深く、楽しく仕事をしていたのですが、周りに何人か心の病気で体調を崩される方がいました。そういった人のことを知りたくて、臨床心理の本を読むようになりました。理系の出身で、心理学に詳しい友だちもいなかったため、本屋さんに行って、フロイト、ユングと面白そうな本を手当たり次第に買っては読んでいました。

ちょうどバブルのまっさかりで、デパートに行っても、スーパーに行っても日本中、物が溢れています。しかし、これだけ物が豊かになったのに、人はさっぱり幸せになっていないということが不思議に思われました。そして、これからは「物」よりも「心」が大事になると確信し、カウンセラーになろうと決心しました。

その後、日本はバブルの崩壊とともに、心の病気になる人が急増しました。そして、心の病気の増加は現在もとどまることをしりません。

10年くらいカウンセリングの勉強をして、勤務していた会社の人事部に所属し、休職者や職場で人間関係の問題を起こしている人のカウンセリングを始めました。

最初は暗中模索の状態でした。クライエントにいろいろなことを教わりながら、少しずつカウンセリングに慣れていきました。そして、だんだん心の病気への理解も深まってきました。うつ病、パーソナリティ障害、パニック障害、不安障害、神経症、心身症などいろいろな方のカウンセリングをしましたが、一番苦労したのが、慢性うつ病で、次に苦労したのがパーソナリティ障害のカウンセリングです。

慢性うつ病では、うつ病が長期化するにしたがい、本人も家族も職場も問題が深刻化していきます。何とかもう一度元気に働いてほしいとずっと考えてきました。

慢性うつ病のカウンセリングを繰り返しているうちに、どうやったらよいのかが少しずつ分かってきました。それにつれて、自分なりに慢性うつ病への理解も深まってきました。

それを慢性うつ病者の職場復帰をいかに成功させるかという内容にまとめて、2006年8月の日本産業カウンセリング学会第11回大会で発表しました。座長から論文にすることを勧められ、「遷延性うつ病者の職場復帰における社内ピアサポータの有効性について」という論文にまとめ、2008年の「産業カウンセリング研究」に掲載されました。驚いたことにその論文が、2009年度日本産業カウンセリング学会の学術賞を受賞しました。そして、学術賞の記念講演が2010年9月19日に追手門学院大学（日本産業カウンセリング学会第15回大会）で行われました。その講演で、それまで考えていた慢性うつ病のモデルとカウンセリング法を発表しました。

その内容が慢性うつ病で悩んでいる人のお役に立てないかと思い、発表内容に実際にカウンセリングを行った8事例を加えて、まとめ直したのが本書です。学会発表、論文、学術賞、記念講演、本書と1本の糸で結ばれていて、この本には運命的なものを感じます。

本書を読み直してみると、一部の知識を除いては、本書に書かれているほとんどすべてのことはクライエントの方に学ばせていただいたと思います。私のカウンセリングを受けてくださったクライエントの方に心から感謝いたします。

また、この本を出版する機会を作ってくださった当間里江子さんに心から感謝しています。

終章の作成を手伝ってくださった臨床心理士の隅谷理子さんに深謝いたします。

そして、不慣れな原稿を読みこんで、的確なアドバイスをいただいた幻冬舎の小木田順子さんに深く感謝いたします。

2010年11月

緒方俊雄

参考文献

心の病気一般について

高橋三郎、大野裕、染矢俊幸訳『DSM-Ⅳ-TR 精神疾患の分類と診断の手引 新訂版』（医学書院、2003）
氏原寛、亀口憲治など共編『心理臨床大事典 改訂版』（培風館、2004）
小此木啓吾、深津千賀子、大野裕編『改訂 精神医学ハンドブック』（創元社、2004）
乾吉佑、氏原寛など編『心理療法ハンドブック』（創元社、2005）

うつ病について

平井孝男『うつ病の治療ポイント』（創元社、2004）
ダニエル・ヴィドロシェ『うつの論理』（岩波書店、1987）
広瀬徹也、内海健編『うつ病論の現在』（星和書店、2005）
笠原嘉『軽症うつ病 「ゆううつ」の精神病理』（講談社現代新書、1996）
大野裕『「うつ」を治す』（PHP新書、2000）
野村総一郎『うつ病をなおす』（講談社現代新書、2004）
高橋良斉『「うつ」と上手につきあう心理学』（ベスト新書、2002）
筒井末春『うつと自殺』（集英社新書、2004）
岡田尊司『うつと気分障害』（幻冬舎新書、2010）

税所弘『「新型うつ病」を治す方法』(三五館、2008)
うつ・気分障害協会編『「うつ」からの社会復帰ガイド』(岩波アクティブ新書、2004)
小此木啓吾『対象喪失　悲しむということ』(中公新書、1979)

呼吸法、自律訓練法、筋弛緩法について

五十嵐透子『リラクセーション法の理論と実際』(医歯薬出版、2001)
佐々木雄二『自律訓練法の実際』(創元社、1976)

カウンセリングについて

河合隼雄『河合隼雄のカウンセリング入門』(創元社、1998)
國分康孝『カウンセリングの理論』(誠信書房、1980)
平木典子『カウンセリングとは何か』(朝日選書、1997)
平井孝男『カウンセリングの治療ポイント』(創元社、2005)

精神分析療法について

フロイト『精神分析入門(上)(下)』(新潮文庫、1977)

来談者中心療法について

H・カーシェンバウム、V・L・ヘンダーソン編『ロジャーズ選集(上)(下)』(誠信書房、2001)

認知行動療法について

D・D・バーンズ『いやな気分よ　さようなら　増補改訂　第2版』（星和書店、2004）
大野裕『こころが晴れるノート』（創元社、2003）

交流分析について

エリック・バーン『人生ゲーム入門』（河出書房、1967）
ミュリエル・ジェイムズ、D・ジョングウォード『自己実現への道』（社会思想社、1976）

ゲシュタルト療法について

F・S・パールズ『ゲシュタルト療法』（ナカニシヤ出版、1990）

内観療法について

三木善彦『内観療法入門』（創元社、1976）

家族療法について

V・D・フォーリー『家族療法――初心者のために』（創元社、1984）
平木典子『家族との心理臨床――初心者のために（シリーズ「心理臨床セミナー」）』（垣内出版、1998）

本文中で取り上げた本

カレン・ホーナイ『心の葛藤（ホーナイ全集第5巻）』（誠信書房、1981）
カレン・ホルネイ『自己分析』（誠信書房、1961）
ロビン・シャーマ『3週間続ければ一生が変わる』（海竜社、2006）
むのたけじ『詞集たいまつⅠ』（評論社、1976）
加藤諦三『心の休ませ方』（PHP研究所、2003）
日本臨床心理士会編『臨床心理士に出会うには　第3版』（創元社、2005）

著者略歴

緒方俊雄

おがたとしお

愛媛県松山市出身。臨床心理士、産業カウンセラー、日本メンタルヘルス協会公認心理カウンセラー。早稲田大学大学院理工学研究科修士課程修了。

大手電機メーカーに21年間勤務し、半導体レーザの研究開発、半導体の企画とマーケティング、カウンセリングなどの業務に従事。

現在、㈱アドバンテッジ リスク マネジメントで休職者のカウンセリングやメンタルヘルス研修を担当。09年8月、日本産業カウンセリング学会より学術賞を受賞。

著書に『カウンセリング実践ハンドブック』(共著、丸善)、『「勝ち組」男は人生で3度挫折する』(中公新書ラクレ)がある。

幻冬舎新書 190

慢性うつ病は必ず治る

二〇一〇年十一月三十日 第一刷発行

著者 緒方俊雄
発行人 見城 徹
編集人 志儀保博
発行所 株式会社 幻冬舎
〒一五一-〇〇五一 東京都渋谷区千駄ヶ谷四-九-七
電話 〇三-五四一一-六二一一（編集）
〇三-五四一一-六二二二（営業）
振替 〇〇一二〇-八-七六七六四三
ブックデザイン 鈴木成一デザイン室
印刷・製本所 株式会社 光邦

GENTOSHA

検印廃止

Printed in Japan ISBN978-4-344-98191-1 C0295
お-10-1

幻冬舎ホームページアドレス http://www.gentosha.co.jp/
*この本に関するご意見・ご感想をメールでお寄せいただく場合は、comment@gentosha.co.jp まで。

幻冬舎新書

岡田尊司
境界性パーソナリティ障害

普段はしっかりしている人が、不可解な言動を繰り返す、境界性パーソナリティ障害。ある「きっかけ」で、突然そういう「状態」になるのはなぜか。理解しがたい精神の病を、わかりやすく解説。

岡田尊司
アスペルガー症候群

他人の気持ちや常識を理解しにくいため、突然失礼なことを言って相手を面食らわせることが多いアスペルガー症候群。家庭や学校、職場でどう接したらいいのか。改善法などすべてを網羅した一冊。

岡田尊司
うつと気分障害

うつと思われていた人の約半分が、実は躁うつだとわかってきた。本書ではうつと気分障害についての基礎知識から、最先端の研究成果、実際に役立つ予防や治療・克服法までわかりやすく解説。

加藤忠史
うつ病の脳科学
精神科医療の未来を切り拓く

現在のうつ診療は、病因が解明されていないため、処方薬も治療法も手探りにならざるを得ない。が、最新の脳科学で、脳の病変や遺伝子がうつに関係することがわかった。うつ診療の未来を示す。

幻冬舎新書

岩波明
文豪はみんな、うつ

明治から昭和初期に傑作を残した、偉大な10人の文豪。彼らのうち、7人が重症の精神疾患、4人が自殺。私生活にも言及し、過去の定説を覆した、精神科医によるスキャンダラスな作家論。

五木寛之　香山リカ
鬱《うつ》の力

迫りくる一億総ウツ時代。うつ病急増、減らない自殺、共同体崩壊など、日本人が直面する心の問題を作家と精神科医が徹底的に語りあう。「鬱」を「明日へのエネルギー」に変える新しい生き方の提案。

大野裕
不安症を治す
対人不安・パフォーマンス恐怖にもう苦しまない

内気、あがり性、神経質――「性格」ではなく「病気」だから治ります。うつ、アルコール依存症に次いで多い精神疾患といわれる「社会不安障害」を中心に、つらい不安・緊張への対処法を解説。

金森秀晃
脳がめざめる呼吸術

人は障壁を感じると、呼吸が浅くなり、普段の10％程度の力しか発揮できなくなる。だがたった3分間の訓練で逆腹式呼吸ができるようになれば、脳は限界を超えて潜在能力をフルに発揮する！

幻冬舎新書

小山薫堂
考えないヒント
アイデアはこうして生まれる

「考えている」かぎり、何も、ひらめかない――スランプ知らず、ストレス知らずで「アイデア」を仕事にしてきたクリエイターが、20年のキャリアをとおして確信した逆転の発想法を大公開。

小山薫堂
もったいない主義
不景気だからアイデアが湧いてくる！

世の中の至るところで、引き出されないまま眠っているモノやコトの価値。それらに気づき、「もったいない」と思うことこそ、アイデアを生む原動力だ。世界が認めたクリエイターの発想と創作の秘密。

日垣隆
折れそうな心の鍛え方

落ち込み度の自己診断法から、すぐ効くガス抜き法、日々の生活でできる心の筋トレ法まで。持ち前のアイディアとユーモア精神でウツを克服した著者が教える、しなやかな心を育てる50のノウハウ。

林成之
脳に悪い7つの習慣

脳は気持ちや生活習慣でその働きがよくも悪くもなる。この事実を知らないばかりに脳力を後退させるのはもったいない。悪い習慣をやめ、頭の働きをよくする方法を、脳のしくみからわかりやすく解説。